Enfermería

en

Maternidad y Ginecología

La guía completa

ALEXANDRE CAREWELL

Índice

« *Maternidad-Ginecología: el lugar donde "esperar nueve meses" adquiere todo su significado, ¡y donde oír llantos es a menudo señal de buenas noticias!* »

Capítulo 1

INTRODUCCIÓN EN LA UNIDAD DE MATERNIDAD Y GINECOLOGÍA

Historia ginecología y obstetricia

La ginecología y la obstetricia son campos que, mucho antes de formar parte de las formalidades de la medicina moderna, siempre han estado en el centro de las preocupaciones humanas. El nacimiento y la salud de las mujeres, verdaderos misterios de la naturaleza, han suscitado tanto asombro como interrogantes desde la noche de los tiempos.

En las primeras civilizaciones, como Mesopotamia, Egipto y la antigua Grecia, los primeros escritos médicos trataban problemas ginecológicos. Los papiros egipcios, como el papiro Kahun que data de 1800 a.C., hacen referencia a la reproducción y a las enfermedades de la mujer. Estos textos, a menudo teñidos de creencias y mitos, muestran sin embargo un verdadero deseo de comprender y tratar. Hipócrates, el padre de la medicina moderna, sentó las bases de la ginecología como ciencia por derecho propio.

En aquella época, la medicina era una mezcla de observación, remedios naturales y, por supuesto, superstición. Las "comadronas", cuya función era asistir a las mujeres durante el parto, ya estaban bien establecidas, pero fue con los avances de la ciencia y la cirugía cuando nació la obstetricia.

En la Europa de la Edad Media, a pesar del oscurantismo imperante en la época, el parto y la atención ginecológica siguieron desarrollándose gracias a figuras emblemáticas como Trótula de Salerno, que escribió tratados sobre la salud de la mujer. Pero fue realmente durante el Renacimiento, con la llegada de la anatomía y el redescubrimiento de textos antiguos, cuando la ginecología y la obstetricia despegaron de verdad.

El siglo XIX marcó un importante punto de inflexión con la introducción de la asepsia, que cambió radicalmente la situación, reduciendo drásticamente la mortalidad materna. La invención de los fórceps, las cesáreas realizadas en buenas condiciones y, más tarde, la ecografía y los avances en biología reproductiva, configuraron la disciplina tal y como la conocemos hoy.

Desde la antigüedad hasta nuestros días, la ginecología y la obstetricia han seguido un camino fascinante, en el que la intuición y la tradición han dado paso gradualmente a la ciencia y la innovación, haciendo posible no sólo garantizar la continuidad de la vida humana, sino también honrar y proteger el milagro del nacimiento.

Papel e importancia
Unidad de Maternidad y Ginecología

El Servicio de Maternidad y Ginecología ocupa una posición central en el paisaje médico y social. Como guardián de la salud de la mujer, es mucho más que una simple sala de hospital. Es testigo privilegiado de las etapas clave de la vida de una mujer y desempeña un papel esencial en la continuidad de la vida misma.

1. Garante de la vida y del nacimiento :
La maternidad es a menudo lo primero que nos viene a la mente cuando pensamos en obstetricia y ginecología. Asistir a la mujer durante el embarazo, prepararla para el parto y garantizar un parto seguro constituyen el núcleo de esta disciplina. Cada año nacen miles de recién nacidos gracias a la pericia y dedicación de los profesionales de la Unidad de Maternidad-Ginecología.

2. Guardián de la salud de la mujer :
La ginecología no se limita al embarazo. Abarca todo lo relacionado con la salud reproductiva de la mujer: desde el primer periodo menstrual hasta la menopausia, pasando por la anticoncepción, la prevención de enfermedades y su tratamiento. Garantiza el bienestar de la mujer en todas las etapas de su vida.

3. Un papel educativo :
La Unidad de Maternidad y Ginecología no es sólo un lugar de cuidados. También es un lugar donde las mujeres (y los hombres) pueden aprender sobre reproducción, anticoncepción, prevención de ITS y muchos otros temas esenciales.

4. Innovaciones y tratamientos avanzados :
Los avances tecnológicos y médicos en ginecología y obstetricia han transformado nuestra forma de abordar la fertilidad, la concepción y el parto. Desde la fecundación in vitro hasta los procedimientos quirúrgicos mínimamente invasivos, estas innovaciones están mejorando la calidad de vida de muchas mujeres.

5. Apoyo emocional y psicológico :
La maternidad y la ginecología no sólo tratan el cuerpo; también cuidan del alma. Tanto si se enfrentan a un embarazo difícil, a problemas de fertilidad o a una enfermedad ginecológica, los profesionales de este campo ofrecen un apoyo inestimable a las pacientes, ayudándolas a navegar por las aguas a veces tumultuosas de la salud femenina.

La maternidad y la ginecología son un pilar de nuestra sociedad. Vela por la salud de las mujeres, apoya a las nuevas vidas que nacen e ilumina a las generaciones futuras. No se puede subestimar su importancia, ya que afecta tanto a la intimidad de la vida individual como al futuro de la comunidad.

Retos del servicio

La Maternidad-Ginecología, a pesar de su importancia vital y de los avances de la medicina, se enfrenta a una serie de retos. Estos retos son médicos, sociales, económicos y éticos. Se exponen a continuación:

1. Sobrecarga de trabajo :
Con el crecimiento demográfico y el aumento constante de las necesidades asistenciales, los departamentos de Maternidad-Ginecología pueden verse desbordados. Esta sobrecarga afecta a la calidad de los cuidados, al tiempo dedicado a cada paciente y al bienestar de los profesionales sanitarios.

2. Avances tecnológicos :
Aunque la tecnología ha revolucionado la práctica, también conlleva su propio conjunto de retos. La necesidad de formar continuamente al personal en nuevas técnicas, invertir en nuevos equipos y adaptarse a los cambios puede poner a prueba los recursos de un hospital.

3. Desigualdades en el acceso a la asistencia sanitaria :
Ya sea por limitaciones geográficas, económicas o socioculturales, no todas las mujeres tienen el mismo acceso a los cuidados de maternidad y ginecología. Estas desigualdades pueden provocar retrasos en el diagnóstico, complicaciones o resultados menos favorables para determinadas poblaciones.

4. Cuestiones éticas :
La ginecología y la obstetricia tocan áreas sensibles como la reproducción asistida, la interrupción voluntaria del embarazo y la genética. Estos temas, en el centro de los debates éticos, requieren una navegación delicada, acorde con la legislación, las convicciones personales y el respeto de los derechos de los pacientes.

5. Bienestar del personal :
Enfrentadas a situaciones que a veces tienen una gran carga emocional (partos complicados, enfermedades, abortos espontáneos), las profesionales de la maternidad y la ginecología pueden experimentar estrés, agotamiento o incluso traumas. Cuidar de su bienestar mental y emocional es esencial para ofrecer una atención de calidad.

6. Cambios en las expectativas de los pacientes :
Con el acceso a la información y una mayor autonomía de las pacientes en sus decisiones médicas, los profesionales de la Maternidad-Ginecología deben ser mejores enseñando, escuchando y adaptándose.

7. Desafíos económicos :
Los costes asociados a la medicina moderna, ya se trate de equipos, medicamentos o formación, ejercen una gran presión sobre los presupuestos de los hospitales. Lograr un equilibrio entre los recursos disponibles y las crecientes necesidades es un reto constante.

El departamento de Maternidad-Ginecología, aunque es testigo de milagros a diario, se enfrenta a grandes retos. Estos retos exigen soluciones innovadoras, una estrecha colaboración entre los profesionales sanitarios, los responsables de la toma de decisiones y la comunidad, y un enfoque centrado en el paciente si queremos seguir ofreciendo una atención de calidad.

Capítulo 2

EL DÍA A DÍA DE UNA ENFERMERA EN MATERNIDAD Y GINECOLOGÍA

El entorno de trabajo

El entorno de trabajo en un servicio de Maternidad-Ginecología es único, ya que combina aspectos médicos tanto técnicos como emocionales. Este contexto particular exige que los profesionales se adapten constantemente para garantizar unos cuidados óptimos. He aquí una exploración fluida de este entorno:

1. Un entorno en constante cambio :
A diferencia de otras especialidades médicas, la Unidad de Maternidad y Ginecología tiene poco respiro. Entre las urgencias obstétricas, las consultas regulares y las intervenciones quirúrgicas, la actividad es casi constante, lo que exige a los equipos una gran capacidad de resistencia y adaptación.

2. Equipamiento tecnológico :
El equipamiento es de última generación, desde ecógrafos de última generación para el seguimiento del embarazo y sistemas de vigilancia fetal en tiempo real hasta quirófanos equipados para cirugía ginecológica compleja.

3. Áreas dedicadas :
El departamento suele estar dividido en varias zonas especializadas: una zona de partos, otra para cirugía ginecológica, salas de posparto, salas de consulta y una zona dedicada a recibir urgencias.

4. Una atmósfera cargada de emociones :
El entorno de trabajo de la Unidad de Maternidad-Ginecología está lleno de emociones fuertes: la alegría de un parto, la ansiedad de una primera consulta, la tristeza de un aborto o la incertidumbre de un diagnóstico. Esto requiere de los profesionales una gran empatía y apoyo.

5. Colaboración interprofesional :
La riqueza del departamento se basa en la diversidad de competencias presentes: ginecólogos-obstetras, matronas, enfermeras, auxiliares de puericultura, anestesistas, pediatras y psicólogos trabajan codo con codo para proporcionar una atención integral a la paciente.

6. Retos logísticos :
El entorno debe adaptarse constantemente a la carga de trabajo, la disponibilidad de habitaciones, las necesidades de equipamiento y la coordinación de los distintos profesionales que trabajan con el mismo paciente.

7. Un requisito de salud y seguridad :
En un lugar donde nacen vidas, se realizan operaciones y la vulnerabilidad de los pacientes es palpable, los protocolos de higiene son rigurosos. La prevención de infecciones, la gestión de residuos médicos y la esterilización del instrumental son cruciales.

8. Necesidad de formación continua :
La rápida evolución de las técnicas y protocolos en Maternidad-Ginecología significa que los conocimientos y habilidades deben actualizarse regularmente, lo que hace de la formación una parte esencial del entorno de trabajo.

Trabajar en una Unidad de Maternidad y Ginecología es a la vez un privilegio y un reto. Es un lugar en el que la ciencia, la humanidad, la emoción y la tecnología se entrecruzan a diario, lo que exige a los profesionales una gran capacidad de adaptación y una dedicación inquebrantable.

La sala de partos

La sala de partos es el santuario de la Unidad de Maternidad-Ginecología. Aquí es donde comienza la vida, donde meses de espera y anticipación culminan en un momento intenso marcado por fuertes emociones. Exploremos este lugar mágico y su complejidad:

1. Diseño del espacio :
La sala de partos está diseñada para maximizar la seguridad de la madre y el bebé, garantizando al mismo tiempo un confort óptimo. En general es espaciosa, para permitir a los profesionales moverse con libertad, y está equipada con una cama específica adaptada a las distintas fases del parto.

2. Equipo esencial :
Tiene a mano toda una gama de instrumentos y dispositivos: monitores para controlar la frecuencia cardiaca fetal, dispositivos para administrar anestésicos o medicación, lámparas de exploración y kits de emergencia en caso de complicaciones.

3. Presencia de un equipo multidisciplinar :
En función de las necesidades, pueden estar presentes varios profesionales: un ginecólogo-obstetra, una matrona, un anestesista, una enfermera y, a veces, un pediatra para los recién nacidos que requieren atención inmediata.

4. Ambiente y confort :
Para reducir el estrés y promover una experiencia positiva, muchas salas de parto ofrecen una iluminación tenue, la opción de poner música y ayudas para aliviar el dolor como globos o bañeras para los partos en el agua.

5. Adaptabilidad a las elecciones de la madre :
Cada vez más, las salas de partos están diseñadas para adaptarse a los deseos de las futuras madres: variedad de posiciones para el parto, presencia de una pareja o una doula, elección de intervenciones médicas, etc.

6. La seguridad ante todo:
A pesar del ambiente a veces íntimo, la sala de partos sigue siendo un espacio médico. Existen protocolos estrictos para tratar rápidamente cualquier complicación, ya sea para la madre o para el bebé.

7. La transición al parto :
Tras el parto, una vez estabilizados la madre y el bebé, suelen ser trasladados a una sala postnatal. Esto proporciona cuidados postnatales y ofrece a la nueva familia un espacio más íntimo en el que conocerse.

La sala de partos es el escenario de momentos intensos y emotivos. Es el reflejo de la ciencia médica de vanguardia y de una profunda humanidad, donde cada detalle está pensado para facilitar la llegada de una nueva vida en las mejores condiciones posibles.

La sala de posparto

La sala de posparto, a menudo denominada sala o suite de partos, es el lugar al que se lleva a la madre y a su recién nacido tras el parto. Esta habitación es crucial para la transición de la madre de la fase de parto a la de recuperación, así como para sus primeras interacciones con su bebé. Echemos un vistazo a este espacio de intimidad y recuperación:

1. Un espacio para dos :
La sala de posparto está diseñada para alojar tanto a la madre como al recién nacido. Está equipada con una cama para la madre, una cuna transparente para el bebé, asientos para las visitas y, a menudo, un cambiador.

2. Equipamiento médico :
Aunque menos clínica que la sala de partos, esta sala contiene equipos esenciales para controlar la salud de la madre y el bebé, como monitores cardíacos, un sacaleches e instrumentos para el cuidado del cordón umbilical.

3. Confort y privacidad :
Se hace hincapié en la comodidad y la intimidad, con cortinas o mosquiteras, cuarto de baño privado, televisor y, a veces, incluso comodidades como un mininevera.

4. Educación y apoyo :
La sala postnatal no es sólo un lugar para descansar. También es donde la madre recibe consejos sobre la lactancia, el cuidado de su recién nacido y su propia recuperación. Profesionales como matronas, enfermeras de enfermería o asesoras de lactancia pueden visitarla para ofrecer su experiencia.

5. Seguridad :
La seguridad es primordial. A los bebés se les suelen poner brazaletes de seguridad para evitar que sean secuestrados. Además, se aplican estrictos protocolos de visita para garantizar la tranquilidad de la madre y el niño.

6. Flexibilidad para las familias :
Muchos establecimientos ofrecen ahora suites familiares, en las que la pareja u otros hijos pueden quedarse con la madre para fomentar el vínculo familiar desde el principio.

7. Seguimiento médico :
Aunque la madre y el bebé se encuentran en un ambiente más relajado, se realiza un seguimiento médico regular. Se comprueban regularmente los signos vitales, las heridas o las incisiones, así como el estado general del bebé.

8. Preparándose para volver a casa :
Antes del alta de la unidad de maternidad, el equipo asistencial se asegura de que la madre se sienta preparada y confiada para el regreso a casa. Se proporcionan instrucciones posparto, prescripciones o recomendaciones para las citas de seguimiento.

La sala de posparto es un refugio donde las madres pueden recuperarse físicamente mientras empiezan a formar un vínculo profundo con su recién nacido. Es un lugar de aprendizaje, curación y amor, apoyado por un equipo de profesionales dedicados a garantizar el bienestar de cada familia.

El quirófano ginecológico

El quirófano ginecológico es un área altamente especializada dentro de una clínica u hospital dedicada a la cirugía ginecológica. Combina los conocimientos técnicos más avanzados con una especial sensibilidad, dada la naturaleza íntima de las operaciones que se realizan. Echemos un vistazo a este lugar de excelencia médica y delicados cuidados:

1. Preparación del bloque :
Antes de cada operación, se prepara cuidadosamente el quirófano. Esto incluye la esterilización del instrumental, la colocación de todos los dispositivos necesarios y la comprobación del equipo anestésico.

2. Equipamiento avanzado :
El quirófano ginecológico cuenta con equipos sofisticados, como microscopios para operaciones delicadas, equipos de endoscopia para cirugía laparoscópica y dispositivos de imagen para guiar a los cirujanos durante la operación.

3. Tipos de intervención :
La unidad se ocupa de una gran variedad de procedimientos, desde cirugía menor como la extirpación de quistes ováricos hasta operaciones más complejas como histerectomías, cirugía reconstructiva y oncología.

4. Equipo multidisciplinar :
Cada operación requiere la estrecha colaboración de un equipo de profesionales: cirujanos ginecológicos, anestesistas, enfermeras de quirófano, auxiliares de quirófano y, a veces, otros especialistas según la naturaleza de la operación.

5. Protocolos estrictos :
La seguridad y la eficacia son primordiales. Se elaboran protocolos precisos para cada tipo de operación, garantizando el cumplimiento de las buenas prácticas y minimizando los riesgos.

6. Después de la operación :
Una vez finalizada la operación, el paciente suele ser trasladado a la sala de recuperación, donde un equipo se encarga de su estabilización y de su recuperación postanestésica inmediata.

7. Higiene y esterilización :
La esterilización y la higiene son de la máxima importancia. Cada instrumento se esteriliza cuidadosamente y todo el material de un solo uso se desecha de acuerdo con las directrices.

8. Formación continua e innovación :
El campo de la ginecología evoluciona constantemente. Los equipos de quirófano reciben regularmente formación sobre nuevas técnicas, nuevos dispositivos e innovaciones médicas para garantizar una atención óptima a las pacientes.

9. Apoyo emocional :
Conscientes de la sensibilidad de estas operaciones, el personal del quirófano está formado para proporcionar apoyo emocional, tranquilizando a los pacientes antes, durante y después de la cirugía.
En conclusión, el quirófano ginecológico es una sinfonía orquestada de habilidad, tecnología y compasión. Cada operación se lleva a cabo con atención al detalle y pericia técnica, sin dejar de lado el bienestar y la dignidad de la paciente.

Equipos médicos y paramédicos

En el corazón de cada departamento de Maternidad-Ginecología se encuentran los equipos médicos y paramédicos que desempeñan un papel fundamental. Su experiencia, dedicación y colaboración garantizan una atención holística y personalizada a cada paciente. Echemos un vistazo a estos cuidadores, estos guardianes de la vida, que forman el tejido esencial de estos departamentos:

1. Ginecólogos y obstetras :
Son médicos especializados en el cuidado de la mujer, desde la pubertad hasta la menopausia. Supervisan los partos, practican cirugía ginecológica y asesoran sobre salud reproductiva.

2. Matronas :
Profesionales sanitarios formados específicamente para vigilar a las mujeres embarazadas durante todo el embarazo, pueden llevar a cabo partos normales, realizar un seguimiento postnatal y atender a los recién nacidos.

3. Anestesistas :
Son esenciales para los partos que requieren anestesia epidural o general, y también atienden a pacientes en situaciones de emergencia o para cirugía ginecológica.

4. Enfermeras :
Son responsables de los cuidados cotidianos, de la vigilancia de los pacientes hospitalizados, de la administración de medicamentos y de colaborar estrechamente con todo el equipo de enfermería.

5. Enfermeras de quirófano :
Formados específicamente para el quirófano, ayudan a los cirujanos durante las operaciones, preparan el equipo y garantizan el cumplimiento de los protocolos de higiene.

6. Auxiliares de guardería y enfermeras de guardería:
Se dedican al cuidado de los recién nacidos, garantizando su bienestar, alimentación y supervisión médica.

7. Psicólogos y psiquiatras :
Su papel es crucial a la hora de apoyar a las pacientes en los retos emocionales a los que se enfrentan, ya sea durante el embarazo, después de un parto difícil o al enfrentarse a problemas ginecológicos.

8. Técnicos de laboratorio :
Analizan las muestras y proporcionan datos muy valiosos para el diagnóstico, el seguimiento del embarazo y la evaluación de la fertilidad.

9. Fisioterapeutas :
En particular, se utilizan para la rehabilitación perineal después del parto o para ayudar a controlar ciertos dolores o trastornos musculoesqueléticos.

10. Secretarios y coordinadores :
Son esenciales para el buen funcionamiento del departamento, ya que gestionan las citas, se coordinan entre los distintos profesionales y facilitan la atención al paciente.

11. Auxiliares de cuidados :
Ayudan al equipo de enfermería en las tareas cotidianas y proporcionan un apoyo esencial a los pacientes en términos de comodidad e higiene.

Cada miembro del equipo desempeña un papel específico, pero es su armoniosa colaboración la que garantiza una atención integral y empática. Juntos, forman una red de apoyo, dedicada a la salud, el bienestar y la dignidad de cada mujer.

Empezar a trabajar :
organización y transmisión

La toma de posesión de un nuevo puesto es un momento crucial en el funcionamiento de un servicio de Maternidad-Ginecología. Garantiza la continuidad de los cuidados y asegura una transición fluida entre los equipos. Organizada y estructurada, se centra en la transmisión de información precisa y pertinente para garantizar la seguridad y el bienestar de las pacientes. Exploremos esta etapa esencial:

1. Llegada al servicio :
Antes incluso de incorporarse a sus puestos, los profesionales sanitarios llevan a cabo un rápido registro de entrada, en el que verifican su horario, sus asignaciones y las tareas prioritarias del día.

2. La reunión de transmisión :
Este es el núcleo del proceso de inducción. El equipo saliente se reúne con el entrante para transmitirle toda la información necesaria sobre el paciente.

a. **Evaluación de la paciente:** Presentación de cada paciente, su estado clínico, los principales acontecimientos de la noche o del día anterior y las previsiones para el día siguiente.

b. **Procedimientos programados: se** describen detalladamente las cirugías, exámenes u otros procedimientos.

c. **Situaciones especiales:** Se destaca cualquier acontecimiento o situación que requiera una atención especial, ya se trate de casos médicos complejos o de situaciones psicosociales delicadas.

d. **Instrucciones:** Todo lo referente a los tratamientos actuales, cualquier ajuste, protocolos específicos a seguir, etc.

3. Comprobación del equipo :
El equipo entrante se asegura de que todo el equipo necesario esté disponible, operativo y correctamente abastecido.

4. Comunicaciones interdisciplinarias :
En función de las necesidades, se pueden organizar reuniones específicas con otros profesionales (médicos, fisioterapeutas, psicólogos, etc.) para mejorar la coordinación de los cuidados.

5. Actualización de los historiales de los pacientes :
Cada transmisión debe registrarse en el expediente del paciente para garantizar la trazabilidad y la continuidad de la información.

6. Preguntas y aclaraciones :
Antes de que el equipo saliente abandone el departamento, el equipo entrante tiene la oportunidad de hacer preguntas, pedir aclaraciones o discutir cuestiones específicas.

7. Coordinación con la dirección de línea :
En algunos casos, puede ser necesario mantener una reunión rápida con el ejecutivo sanitario o el jefe de departamento para tratar cuestiones organizativas o situaciones específicas.

El traspaso es un ritual organizado, estructurado y riguroso que refleja el compromiso del equipo médico y paramédico con la calidad y la seguridad de los cuidados. Este traspaso no sólo garantiza una atención óptima al paciente, sino que también refuerza la cohesión y la comunicación dentro del equipo.

Gestión de emergencias

Gestionar las urgencias en un servicio de Maternidad-Ginecología es una habilidad esencial, ya que se trata de situaciones en las que la vida de la madre, el feto o el recién nacido puede estar en juego. Estas urgencias pueden ir desde una hemorragia inexplicable durante el embarazo hasta un sufrimiento fetal agudo. La forma de gestionar estas situaciones puede tener profundas consecuencias, no sólo en los resultados médicos, sino también en el bienestar emocional de las pacientes y sus familias.

1. Identificación rápida de la emergencia :

a. **Triaje:** Todos los pacientes que llegan a urgencias son evaluados rápidamente para determinar la gravedad de su situación.

b. **Constantes vitales: La** monitorización inmediata de las constantes vitales es esencial para evaluar el estado del paciente.

c. **Interrogatorio:** Recogida rápida de información sobre la naturaleza de la emergencia, su evolución y otros detalles relevantes.

2. Protocolos específicos de emergencia :

a. **Hemorragia obstétrica:** Gestión rápida para identificar la causa e intervenir.

b. **Sufrimiento fetal:** Monitorización, evaluación y, si es necesario, parto de urgencia.

c. **Preeclampsia grave:** identificación y tratamiento de las crisis hipertensivas y las complicaciones asociadas.

d. **Ruptura prematura de membranas:** Evaluación y tratamiento adaptados al término y al estado del feto.

3. Movilización de recursos :

a. **Llamada a equipos de especialistas: dependiendo de la** naturaleza de la emergencia, se puede movilizar rápidamente a anestesistas, pediatras, cirujanos, etc.

b. **Preparación de la sala:** Ya sea una sala de partos, un quirófano o una unidad de cuidados intensivos.

4. Comunicación :

a. Dentro **del equipo: Una** comunicación clara y eficaz entre los profesionales es esencial para una atención óptima.

b. **Con la paciente y su familia:** proporcione información clara, tranquilice en la medida de lo posible y obtenga los consentimientos necesarios.

5. Seguimiento posterior a la emergencia :

a. **Evaluación clínica: Asegúrese** de que la paciente y el recién nacido están estabilizados.

b. **Apoyo psicológico:** Las emergencias pueden ser traumáticas; el apoyo emocional es crucial para los pacientes y sus familias.

c. **Reunión informativa del equipo:** Una evaluación de la respuesta de emergencia, identificando los puntos fuertes y las áreas de mejora.

6. Formación y simulación :

a. **Ejercicios regulares:** Organice emergencias simuladas para preparar al equipo a reaccionar eficazmente en una situación real.

b. **Actualización de protocolos: Asegúrese** de que todo el equipo está informado de las últimas recomendaciones y técnicas.

La gestión de las urgencias en maternidad y ginecología es un verdadero reto que requiere destreza, capacidad de respuesta, colaboración y compasión. La preparación, la formación continua y la capacidad de trabajar en equipo son las claves para garantizar la mejor atención posible en estos momentos críticos.

Capítulo 3

TRATAMIENTOS ESPECÍFICOS EN OBSTETRICIA

Seguimiento del embarazo

El seguimiento del embarazo es un proceso esencial que garantiza el bienestar tanto de la madre como del feto. Es una época en la que el cuerpo de la mujer experimenta enormes cambios fisiológicos, y una estrecha vigilancia puede detectar cualquier complicación y garantizar un resultado favorable tanto para la madre como para el bebé. He aquí un vistazo al proceso de seguimiento del embarazo en Maternidad-Ginecología:

1. La primera consulta :
a. **Confirmación del embarazo:** Normalmente mediante una prueba de embarazo en sangre.
b. **Estimación de la fecha de la concepción:** A partir del último ciclo menstrual o mediante ecografía.
c. **Historial médico:** patologías preexistentes, cirugía previa, medicación, alergias.
d. **Educación y asesoramiento:** sobre nutrición, actividad, tabaquismo, alcohol y otros hábitos de vida.

2. Seguimiento trimestral :
Cada trimestre es crucial y tiene sus propios requisitos específicos de seguimiento.
a. **Primer trimestre:** centrado en los riesgos de aborto espontáneo, la detección de embarazos ectópicos y la vigilancia de las náuseas y los vómitos.
b. **Segundo trimestre:** suele ser un periodo más fácil, en el que se hace hincapié en el crecimiento fetal y la evaluación anatómica del feto mediante ecografía morfológica.
c. **Tercer trimestre:** Control de la posición del bebé, evaluación del bienestar fetal, detección de signos precoces de parto.

3. Pruebas adicionales :

a. **Ecografías:** Suelen realizarse un mínimo de tres para evaluar el crecimiento, la anatomía y el bienestar del feto.

b. **Análisis de sangre:** Para detectar anomalías cromosómicas, controlar los niveles de hierro, comprobar la presencia de anticuerpos, etc.

c. **Pruebas de diabetes gestacional:** Para detectar una posible intolerancia a la glucosa durante el embarazo.

d. **Amniocentesis o biopsia del trofoblasto:** Si existe un alto riesgo de anomalías genéticas o cromosómicas.

4. Consultas a especialistas :

a. **En caso de embarazo de alto riesgo:** Seguimiento por un obstetra especialista o en una unidad de medicina materno-fetal.

b. **Para embarazos múltiples:** Gestión de las particularidades y los riesgos asociados a los embarazos gemelares o múltiples.

5. Preparación al parto :

a. **Clases de preparación al parto:** respiración, relajación, posiciones de parto, lactancia, etc.

b. **Visita a la unidad de maternidad:** Para familiarizarse con el entorno en el que tendrá lugar el parto.

6. Gestión de preocupaciones y síntomas :

a. **Consejos sobre dolencias comunes: Lumbalgia,** piernas pesadas, acidez.

b. **Apoyo emocional:** para controlar la ansiedad o los cambios de humor, y para prepararse para la transición a la paternidad.

7. Consulta postnatal :

Tras el parto, una consulta es esencial para asegurarse de que la madre se recupera bien física y emocionalmente, para hablar de anticoncepción y para planificar los cuidados pediátricos.

El seguimiento del embarazo es un proceso de colaboración entre la mujer embarazada y su equipo médico, cuyo objetivo es garantizar un embarazo sano y preparar lo mejor posible la llegada de un nuevo ser.

Exámenes prenatales

Los exámenes prenatales desempeñan un papel fundamental en el seguimiento de la salud de la madre y el feto durante todo el embarazo. Permiten detectar posibles complicaciones, evaluar el crecimiento y desarrollo del feto y tranquilizar a los futuros padres. A continuación presentamos en detalle los exámenes prenatales que se realizan habitualmente en las clínicas de maternidad y ginecología:

1. Análisis de sangre :
a. **Grupo sanguíneo y Rh:** Para determinar el grupo sanguíneo y el factor Rh de la madre. Esto es esencial para prevenir las complicaciones relacionadas con la incompatibilidad Rh.
b. **Detección de la anemia:** Mediante la medición de la hemoglobina y el hierro sérico.
c. **Detección de infecciones:** Pruebas de toxoplasmosis, rubéola, VIH, hepatitis B y C y sífilis.
d. **Prueba de diabetes gestacional:** Esta prueba, que suele realizarse entre la semana 24 y 28 de embarazo, detecta la intolerancia a la glucosa durante el embarazo.
e. **Cribado de la trisomía 21: Utilización de** la prueba del cuello translúcido junto con marcadores sanguíneos.

2. Ecografías :
a. **Ecografía del primer trimestre:** Realizada entre la semana 11 y la 14, confirma la vitalidad y la datación del embarazo, mide la translucencia nucal y, en caso necesario, detecta embarazos múltiples.

b. **Ecografía morfológica del segundo trimestre:** realizada entre las semanas 20 y 24, evalúa la anatomía fetal, la localización de la placenta, el volumen de líquido amniótico y el crecimiento fetal.

c. **Ecografía del tercer trimestre:** Realizada generalmente entre la semana 32 y la 36, permite controlar el crecimiento fetal, la cantidad de líquido amniótico, la posición del bebé y el estado de la placenta.

3. Otras pruebas específicas :

a. **Amniocentesis:** Recogida de una pequeña cantidad de líquido amniótico para examinar las células fetales, a menudo recomendada en casos de mayor riesgo de anomalías genéticas o cromosómicas.

b. **Biopsia de trofoblastos:** extracción de una pequeña muestra de la placenta con el mismo fin que la amniocentesis, pero realizada en una fase más temprana del embarazo.

c. **Monitorización fetal:** registro de los latidos del corazón del feto para evaluar su bienestar, utilizado a menudo al final del embarazo o en caso de complicaciones.

d. **Prueba del azul de metileno: En caso de** sospecha de rotura prematura de las membranas, esta prueba detecta la presencia de líquido amniótico en las secreciones vaginales.

4. Consultas médicas :

a. **Consulta genética:** Se ofrece si existen antecedentes familiares o si las pruebas sugieren un riesgo de anomalía genética.

b. **Consulta con un especialista: En caso de** patologías específicas o embarazos de alto riesgo, puede ser necesaria una consulta con un obstetra o un médico materno-fetal especializado.

Los exámenes prenatales proporcionan una imagen completa y detallada de la evolución del embarazo. Son cruciales para anticipar y prevenir posibles complicaciones, garantizar un embarazo tranquilo y un parto seguro tanto para la madre como para el niño.

Control del bienestar fetal

La vigilancia del bienestar fetal es esencial durante el embarazo y el parto. El objetivo es asegurarse de que el feto se desarrolla con normalidad y recibe el oxígeno y los nutrientes que necesita para desarrollarse. Cualquier signo de sufrimiento puede indicar un problema que requiera intervención. A continuación encontrará un resumen detallado de los métodos y las razones para vigilar el bienestar fetal en Maternidad y Ginecología:

1. ¿Por qué vigilar el bienestar fetal?
a. **Detección de la hipoxia fetal: La** hipoxia es una falta de oxígeno. Puede tener diversas causas, como un problema con la placenta o el cordón umbilical, o una contracción uterina prolongada.
b. **Evaluar la reacción del feto a las contracciones:** Durante el parto, las contracciones pueden causar a veces estrés al feto. La monitorización ayuda a garantizar que el bebé las tolera bien.
c. **Identificar los embarazos de alto riesgo:** Ciertas afecciones, como la hipertensión o la diabetes, pueden poner en riesgo al feto y requerir una mayor vigilancia.

2. Métodos comunes de seguimiento :
a. **Ecografía Doppler**: evalúa el flujo sanguíneo en el cordón umbilical, el cerebro fetal y otros órganos para garantizar que el feto recibe suficiente oxígeno y nutrientes.
b. **Monitorización cardiotocográfica (CTG):** Registra los latidos del corazón del feto y las contracciones uterinas.

Dos sensores colocados en el abdomen de la madre captan la información.

c. **Prueba de esfuerzo:** induce contracciones para evaluar la reacción del feto. Si la frecuencia cardiaca fetal disminuye tras una contracción, esto puede indicar un problema.

d. **Prueba de no estrés (PNS):** Registra la frecuencia cardiaca del feto en movimiento. Un feto sano debería presentar un aumento de la frecuencia cardiaca al moverse.

e. **Medición del líquido** amniótico: Una cantidad adecuada de líquido amniótico es esencial para el bienestar del feto. A menudo se evalúa mediante ecografía.

3. Qué hacer en caso de problema

a. **Cambiar de posición:** Si el feto muestra signos de estrés, cambiar la posición de la madre puede ayudar a mejorar el flujo sanguíneo al útero y al feto.

b. **Administración de oxígeno:** Si el feto muestra signos de hipoxia, la administración de oxígeno a la madre puede ayudar a aumentar el suministro de oxígeno al feto.

c. **Hidratación:** La deshidratación puede provocar contracciones. La hidratación, a menudo intravenosa, puede reducir las contracciones y mejorar el bienestar fetal.

d. **Cesárea de urgencia:** Si otras intervenciones no consiguen mejorar el bienestar del feto, puede ser necesaria una cesárea.

La vigilancia del bienestar fetal es una parte esencial de la atención prenatal y del parto. Asegura que el feto se desarrolle en un entorno óptimo y permite una intervención rápida en caso de problema, garantizando el mejor resultado para la madre y el niño.

Gestión del parto

La gestión del parto es una etapa crucial y multidimensional de la maternidad y la ginecología. Requiere una coordinación óptima de los equipos médicos y paramédicos, experiencia clínica y capacidad para responder rápidamente a circunstancias imprevistas. He aquí una visión general de la gestión del parto, desde los primeros signos hasta el nacimiento:

1. Señales de advertencia del parto :
a. **Contracciones:** regulares y cada vez más intensas, son la señal de que el parto está comenzando.
b. **Rotura de membranas:** Comúnmente conocida como "romper aguas", se produce cuando se rompe la bolsa amniótica.

2. Ingreso en la maternidad :
a. **Evaluación inicial:** Compruebe las constantes vitales de la madre, escuche los latidos fetales y evalúe el cuello uterino (dilatación, borramiento, posición).
b. **Establecer el plan de parto:** Discutir los deseos y preferencias de la madre en relación con el parto, sin dejar de ser flexible en caso de necesidad médica.

3. Fase activa del parto :
a. **Tratamiento del dolor:** Opciones que incluyen epidurales, analgésicos, relajación, masajes y otros métodos no medicinales.
b. **Control del bienestar fetal:** uso del cardiotocógrafo para controlar los latidos del corazón del bebé y las contracciones de la madre.
c. **Apoyo emocional y físico:** presencia de una comadrona, un médico, una pareja o una doula que acompañe a la madre durante todo el proceso.

4. Fase de transición y expulsión :

a. **Fomentar los pujos:** Una vez que el cuello uterino está completamente dilatado, es el momento de que la madre puje.

b. **Examen y prevención:** Prevención de desgarros mediante técnicas como compresas calientes, masajes y, si es necesario, una episiotomía.

5. Nacimiento y acogida del recién nacido :

a. **Primeros auxilios:** Se evalúa al bebé, se le limpia y se le prestan los primeros cuidados, como cortar el cordón umbilical.

b. **Piel con piel:** Si es posible, se coloca al bebé directamente sobre el pecho de la madre para fomentar el vínculo afectivo y el inicio de la lactancia.

c. **Control de la madre:** Tras el parto, el equipo médico comprueba el estado de la madre, verificando que no tenga hemorragias y ayudando a expulsar la placenta.

6. Seguimiento posparto inmediato :

a. **Control médico:** Controles regulares de las constantes vitales de la madre, de la sangría y del estado general.

b. **Apoyo a la lactancia materna:** Ayuda para establecer una lactancia materna satisfactoria, si ésta es la elección de la madre.

7. Contingencias e intervenciones específicas :

a. **Cesárea: Se** practica cuando el parto vaginal presenta riesgos para la madre o el feto.

b. **Uso de fórceps o ventosa:** En determinados casos en los que el bebé necesita ayuda adicional para nacer.

La atención al parto es un proceso profundamente colaborativo, que requiere armonía entre la madre, el bebé y el equipo médico. Combina ciencia, arte e intuición para garantizar la seguridad y el bienestar de la madre y su recién nacido.

Preparación de la sala

La preparación de la sala, ya sea para un parto, una operación ginecológica o un examen prenatal, es un paso esencial para garantizar la seguridad y el bienestar de la paciente y el bebé. Esta preparación requiere rigor, método y un perfecto conocimiento de las necesidades específicas de cada intervención. He aquí cómo se prepara la sala en Maternidad-Ginecología:

1. Evaluación de las necesidades :
a. **Tipo de intervención:** Dependiendo de si se trata de un parto natural, una cesárea, una intervención ginecológica o un examen prenatal, el equipo y los materiales necesarios pueden variar.
b. **Particularidades del paciente:** Cualquier condición médica específica, como una alergia, puede requerir ajustes en la preparación.

2. Limpieza y desinfección :
a. **Limpieza minuciosa:** Garantice una limpieza impecable para evitar infecciones.
b. **Desinfección: Utilice** desinfectantes médicos para eliminar gérmenes y bacterias, centrándose en las superficies que se tocan con frecuencia.

3. Instalación del equipo :
a. **Equipo de** monitorización: Instalación de cardiotocógrafo, oxímetro y otros equipos de monitorización.
b. **Equipo quirúrgico:** El instrumental quirúrgico, las compresas, las suturas, etc. deben estar dispuestos de forma ordenada y al alcance de la mano.
c. **Preparativos para la anestesia:** Si está prevista la anestesia, se coloca el equipo necesario, como la epidural.

4. Preparación de la cama :

a. **Sábanas estériles:** sábanas limpias y, si es necesario, estériles.

b. **Colocación de las almohadillas:** Para ayudar al paciente a sentirse cómodo durante el procedimiento o examen.

5. Comprobación de la luz :

a. **Ajuste de la iluminación:** Asegúrese de que la iluminación sea óptima, sobre todo si se prevén procedimientos quirúrgicos específicos.

b. **Lámparas de reserva:** Hay lámparas móviles disponibles en caso necesario.

6. Instalación de consumibles :

a. **Guantes, mascarillas, gorros :** Accesibles a todo el personal.

b. **Suero, medicación, jeringuillas:** Preparados según el procedimiento y las necesidades del paciente.

7. Instalación de equipos específicos :

a. **Bomba de succión:** Preparada para el parto o la cirugía.

b. **Mesa de entrega :** Colocada y ajustada según las necesidades.

c. **Carro de emergencias:** cercano, con todos los medicamentos y equipos necesarios para responder a una emergencia.

8. Finalización :

a. **Comprobación final: Asegúrese de** que no se ha olvidado nada y de que todo funciona.

b. **Crear una atmósfera relajante:** Música suave, iluminación tenue o cualquier otro elemento que pueda hacer la experiencia más agradable para el paciente, según las preferencias y la situación.

En Maternidad-Ginecología, la preparación de la habitación es mucho más que una rutina. Refleja la atención a cada detalle, garantizando la seguridad, la eficacia y la comodidad durante una de las experiencias más memorables de la vida de una mujer.

Apoyo durante el trabajo

El apoyo durante el parto es una parte crucial de la experiencia del parto. No se limita únicamente a la asistencia médica, sino que también abarca el apoyo emocional, físico y de información. El objetivo es proporcionar un entorno tranquilizador y seguro que respete los deseos de la futura madre. He aquí cómo funciona durante la fase de parto:

1. Recepción y evaluación inicial :
a. **Escucha activa:** Establecer un diálogo abierto con la mujer para comprender sus expectativas, temores y necesidades.
b. **Evaluación médica:** Comprobación de las constantes vitales, auscultación del latido fetal y evaluación de la evolución del parto.

2. Apoyo emocional :
a. **Tranquilice al paciente:** Sea una presencia tranquila y tranquilizadora, respondiendo a las preguntas y disipando las preocupaciones.
b. **Crear un entorno sereno:** Ajuste la iluminación, ponga música suave u ofrezca otras comodidades según los deseos de la madre.

3. Apoyo físico :
a. **Técnicas de relajación:** Ofrezca masajes, compresas calientes u otras técnicas para reducir el dolor.

b. **Fomente el movimiento:** Ayude a la mujer a cambiar de posición para facilitar el progreso del parto o aliviar el dolor.

c. **Hidratación y nutrición:** Asegúrese de que la mujer se mantiene hidratada y, según las recomendaciones médicas, ofrézcale pequeños tentempiés.

4. Técnicas de respiración :

a. **Guía respiratoria:** Anime a la mujer a adoptar técnicas de respiración profunda o rítmica para controlar el dolor de las contracciones.

5. Información y comunicación :

a. **Explicaciones continuas:** Informe a la mujer de cada etapa, de lo que puede esperar y de las decisiones médicas tomadas.

b. **Inclusión en las decisiones:** Implique a la mujer y a su pareja en las decisiones terapéuticas, respetando el plan de parto establecido, si es posible.

6. Uso de medios no farmacológicos para controlar el dolor :

a. **Baños calientes: Tome** un baño o una ducha para relajarse.

b. **Acompañamiento por una doula:** Si la mujer lo desea, una doula puede proporcionarle apoyo adicional durante todo el parto.

7. Apoyo médico :

a. **Administración de analgésicos:** Si lo desea y es apropiado, ofrezca analgésicos.

b. **Monitorización:** Garantizar la seguridad de la madre y el bebé monitorizando regularmente los signos vitales y el progreso del parto.

8. Estar presente y escuchar :

a. **Permanezca atento:** Incluso durante los momentos de descanso, asegúrese de que la mujer sabe que no está sola y que cuenta con su apoyo.

La fase del parto suele ser intensa, llena de emociones y desafíos. Un apoyo atento, respetuoso y competente puede marcar la diferencia para la madre, transformando su experiencia del parto en un recuerdo positivo y reforzando el vínculo entre ella, su bebé y el equipo de cuidados.

Atención postnatal y apoyo a las madres

El periodo inmediatamente posterior al parto, a menudo conocido como los "cuatro trimestres" del embarazo, es un momento crítico tanto para la madre como para el recién nacido. Tras dar a luz, la mujer pasa por muchos ajustes físicos y emocionales, mientras que el recién nacido se adapta a la vida fuera del útero. El apoyo posnatal, centrado en el bienestar tanto de la madre como del bebé, es esencial para garantizar una transición suave a la maternidad. He aquí los gestos y el apoyo que se brindan a la madre tras el parto:

1. Evaluación inicial :

a. **Comprobación de las constantes vitales:** Compruebe regularmente la temperatura, el pulso, la tensión arterial y la respiración de la madre.

b. **Evaluación del útero: Asegúrese** de que el útero se contrae correctamente para evitar una hemorragia excesiva.

2. Apoyo a la lactancia :

a. **Lactancia materna precoz: Anime a** la madre a poner al bebé al pecho en la primera hora tras el parto para fomentar la lactancia materna.

b. **Consejos y técnicas:** Ayudar a la madre con la posición y el agarre, y responder a preguntas sobre la lactancia.

3. Cuidado de los puntos de sutura o cesárea :
a. **Limpieza y revisión: Mantenga la herida** limpia y vigile la aparición de signos de infección.
b. **Suministrar analgésicos:** Administrar analgésicos según las necesidades de la madre.

4. Control de la hemorragia :
a. **Compruebe los loquios:** Compruebe la cantidad y el aspecto de la hemorragia para asegurarse de que está dentro de los límites normales.

5. Apoyo emocional :
a. **Escuchar y tranquilizar:** Reconocer las emociones de la madre y ofrecerle apoyo psicológico, sobre todo en caso de "baby blues" o signos de depresión posparto.
b. **Fomente el contacto piel con piel:** favorece el vínculo madre-hijo, regula la temperatura del bebé y favorece la lactancia materna.

6. Educación posparto :
a. **Consejos sobre el cuidado del bebé:** Informe a la madre sobre los cuidados neonatales básicos, como el baño, el cambio de pañales, etc.
b. **Asesoramiento sobre la recuperación física:** Proporcione información sobre el ejercicio posparto, la nutrición, el sueño y la reanudación de las actividades.

7. Apoyo a la movilidad :
a. **Ayudar a la** madre a levantarse: Asistirla cuando se mueve por primera vez para evitar que se caiga o se maree.
b. **Fomentar la marcha:** La marcha temprana puede ayudar a prevenir la trombosis y facilitar la recuperación.

8. Consejos sobre anticoncepción :

a. **Discusión de las opciones:** Informe a la madre sobre los diferentes métodos anticonceptivos disponibles y cómo utilizarlos después del parto.

9. Preparar el regreso a casa :

a. **Proporcionar recursos:** Dar información sobre grupos de apoyo, consultas de lactancia y otros recursos disponibles en la comunidad.

b. **Recordatorio de citas :** Asegúrese de que la madre tiene un seguimiento posparto con su ginecólogo o comadrona.

El periodo postnatal es un momento de transición en el que las madres necesitan apoyo, información y cuidados adecuados. La comprensión y el apoyo de los profesionales sanitarios desempeñan un papel esencial para ayudar a la madre a adaptarse a su nuevo papel y garantizar el bienestar de su hijo.

Cuidados posparto

La atención posparto es esencial para garantizar una recuperación óptima de la madre tras el parto y para vigilar la salud y el bienestar del recién nacido. Este periodo, que se extiende desde las horas siguientes al parto hasta seis semanas después, abarca diversos aspectos de la salud física y emocional. He aquí un resumen de los cuidados que deben dispensarse durante este periodo crucial:

1. Supervisión médica de la madre :

a. **Evaluación de las constantes vitales:** Control regular para detectar cualquier complicación.

b. **Observación del útero:** Compruebe que el útero vuelve a su tamaño normal y se contrae bien para reducir la hemorragia.

c. **Controlar las hemorragias (loquios):** Asegurarse de que disminuyen gradualmente.

d. **Examen de las suturas:** En caso de episiotomía o cesárea.

2. Lactancia y cuidados del pecho :

a. **Asistencia con el enganche:** Ayudar a la madre con la colocación y el enganche.

b. **Vigilancia del pezón:** Busque signos de irritación, agrietamiento o infección.

c. **Consejos sobre la lactancia:** Informe a la madre sobre las sensaciones esperadas y cómo gestionar la congestión.

3. Salud emocional :

a. **Detección de "baby blues" y depresión posparto:** Proporcionar apoyo y derivación a un especialista si es necesario.

b. **Escucha y apoyo psicológico:** Cree un espacio en el que la madre pueda expresar sus sentimientos y preocupaciones.

4. Cuidado del perineo :

a. **Higiene:** Consejos sobre limpieza y desinfección.

b. **Ejercicios de Kegel:** Fomente la rehabilitación perineal para fortalecer los músculos del suelo pélvico.

5. Anticoncepción :

a. **Discusión y orientación:** Discuta el tema de la anticoncepción posparto y ayude a la madre a elegir un método adecuado.

6. Cuidados del recién nacido :

a. **Control de las constantes vitales:** Garantizar la salud y el bienestar del bebé.

b. **Apoyo a la lactancia :** Asegúrese de que el bebé se agarra bien al pecho y aumenta de peso.

c. **Cuidados del cordón umbilical:** Consejos sobre su limpieza y vigilancia para detectar signos de infección.

7. Actividad física y recuperación :
a. **Movilización precoz:** Anime a la madre a caminar para mejorar la circulación.
b. **Asesoramiento sobre ejercicios posparto:** Proporcionar información sobre actividades adecuadas para fortalecer el cuerpo después del parto.

8. Seguimiento médico :
a. **Consultas postnatales:** Seguimiento regular para comprobar la salud de la madre y el bebé.
b. **Vacunas y pruebas para el recién nacido:** Administre las vacunas recomendadas y realice pruebas como la de Guthrie.

El periodo posparto es una época de grandes cambios y adaptación tanto para la madre como para el bebé. Un enfoque integral y atento de los cuidados durante este periodo es esencial para garantizar su bienestar y sentar las bases de una maternidad sana y plena.

Seguimiento de la madre

El seguimiento posparto de la madre es crucial para prevenir e identificar rápidamente las complicaciones que puedan surgir tras el parto. Este periodo, considerado generalmente como las seis semanas siguientes al parto, está marcado por importantes ajustes fisiológicos y emocionales. He aquí una descripción detallada de cómo vigilar a la madre durante este periodo:

1. Vigilancia física :
a. Signos vitales :
- **Temperatura:** Compruebe si tiene fiebre, un posible signo de infección.
- **Pulso y tensión arterial: para** detectar signos de hemorragia u otras complicaciones cardiovasculares.
- **Respiración:** Asegúrese de que respira con regularidad y de que no tiene dificultades para respirar.
b. Útero :
- Palpación regular para asegurarse de que está bien contraído y vuelve a su tamaño normal.
- Busque dolores anormales que puedan indicar una infección o restos de placenta retenidos.
c. Hemorragia (loquios) :
- Evaluación de la cantidad, el color y el olor para asegurarse de que son normales.
- Vigilancia de los coágulos sanguíneos.
d. Perineo y suturas :
- Inspección de la zona perineal en busca de signos de infección, edema o hematomas.
- En caso de episiotomía o desgarro: compruebe la integridad de los puntos y la cicatrización.
e. Senos :
- Palpación para buscar ingurgitación o masas.
- Inspección de los pezones en busca de grietas, erosiones o signos de infección.
f. Micción y funciones intestinales :
- Asegúrese de orinar con regularidad y sin dolor.
- Control del estreñimiento, las hemorroides o el dolor durante la defecación.

2. Vigilancia emocional :
a. Evaluación del estado de ánimo :
- Detectar los signos de "baby blues" o depresión posparto.
- Proporcione un espacio para que la madre comparta sus sentimientos y preocupaciones.
b. Sueño y descanso :

- Asegúrese de que la madre descansa lo suficiente.
- Discuta las técnicas para controlar la fatiga y la falta de sueño.
c. Apoyo e interacción social :
- Evaluación de la red de apoyo de la madre.
- Fomentar la comunicación y la conexión con los seres queridos.

3. Otros comentarios :
a. Dolor :
- Evaluación periódica del dolor y ajuste de los analgésicos según sea necesario.
b. Movilidad :
- Fomente la movilización precoz para favorecer la circulación y prevenir la trombosis.
- Vigilancia de los signos de mareo o debilidad durante la movilización.
El seguimiento posparto es un proceso continuo, adaptado a cada madre en particular. Requiere una atención especial y una comunicación abierta entre la madre y los profesionales sanitarios para garantizar el bienestar y la seguridad de la madre tras el parto.

Apoyo a la lactancia

El apoyo a la lactancia materna es una parte esencial de los cuidados posparto. Una lactancia materna satisfactoria tiene muchos beneficios tanto para la madre como para el niño, entre ellos una mejor nutrición para el recién nacido, un menor riesgo de padecer ciertas enfermedades y un vínculo emocional más fuerte entre madre e hijo. Sin embargo, la lactancia también puede presentar desafíos. Un apoyo adecuado y un asesoramiento competente pueden marcar la diferencia a la hora de ayudar a madre e hijo a tener una experiencia de lactancia positiva. He aquí un resumen de las principales consideraciones relacionadas con el apoyo a la lactancia materna:

1. Establecer la lactancia materna :
a. **El primer agarre:** Anime al bebé a agarrarse al pecho en la primera hora tras el parto, fomentando así el reflejo de eyección de la leche y la producción de calostro.
b. **Colocación y agarre:** Asegúrese de que el bebé se agarra correctamente para facilitar una toma eficaz y evitar el dolor de pezón.
c. **Reconocer las señales de hambre:** Ayudar a las madres a reconocer cuándo sus bebés quieren alimentarse, como chuparse el dedo o quejarse.

2. Superar los obstáculos :
a. **Congestión:** Aconseje formas de prevenir y tratar la congestión, como masajes suaves, compresas calientes antes de dar el pecho y compresas frías después.
b. **Dolor en los pezones:** Examine los pezones en busca de signos de irritación, agrietamiento o infección, y proporcione recomendaciones para un tratamiento adecuado.
c. **Reflejo de eyección fuerte:** Ofrezca estrategias para controlar un flujo de leche demasiado rápido, como cambiar de posición al amamantar.
d. **Necesidades nutricionales:** Destaque la importancia de una dieta equilibrada para la madre y sugiera alimentos que ayuden a la producción de leche.

3. Fomentar la perseverancia :
a. **Frecuencia de las tomas:** Explique que la lactancia a demanda, sin restricciones de tiempo, favorece una buena producción de leche.
b. **Extracción de la leche:** Aprenda a extraer la leche a mano o con un sacaleches en caso de separación de la madre y el bebé o para aliviar la congestión mamaria.

c. **Recursos y apoyo:** Remítase a grupos de apoyo a la lactancia, a consultas con un asesor en lactancia o a recursos en línea.

4. <u>Salud emocional y bienestar</u> :
a. **Reforzar el vínculo madre-bebé :** Haga hincapié en los beneficios emocionales de la lactancia tanto para la madre como para el bebé.
b. **Controlar el estrés y la fatiga:** sugerir técnicas de relajación, estrategias para descansar y la importancia de una buena hidratación.
c. **Confianza en sí misma:** Valore los éxitos de la madre y recuerde que cada experiencia de lactancia es única.
Apoyar la lactancia materna requiere un enfoque holístico, centrado tanto en la madre como en el niño. La comunicación abierta, el estímulo positivo y los consejos prácticos pueden ayudar a superar los retos y garantizar una experiencia de lactancia gratificante tanto para la madre como para el bebé.

Capítulo 4

ATENCIÓN GINECOLÓGICA

Consultas problemas ginecológicos comunes

• Procedimientos quirúrgicos

El departamento de ginecología es también un lugar donde se llevan a cabo diversos procedimientos quirúrgicos, tanto por razones médicas como por motivos relacionados con la reproducción o la salud sexual. He aquí una exploración de los procedimientos quirúrgicos que se llevan a cabo habitualmente en este departamento, y lo que ello significa para el personal médico, en particular para las enfermeras.

1. Tipos de cirugía :

a. **Histerectomía:** Se trata de la extirpación del útero, que puede ser total, parcial o radical, dependiendo de la patología subyacente.

b. **Miomectomía:** Se trata de una intervención quirúrgica para extirpar los miomas, tumores benignos que se desarrollan en el útero.

c. **Ovariectomía:** extirpación de uno o ambos ovarios, normalmente a causa de quistes, tumores o riesgos genéticos.

d. **Curetaje:** raspado de la pared del útero para eliminar el tejido anormal, a menudo tras un aborto espontáneo.

e. **Cirugía del prolapso pélvico:** Reparación quirúrgica de los órganos pélvicos que se colapsan debido a la debilidad muscular.

f. **Laparoscopia:** Técnica quirúrgica menos invasiva que utiliza una pequeña cámara e instrumentos especiales para operar a través de pequeñas incisiones.

2. Papel del personal médico :

a. Preparación preoperatoria :

- Evaluación clínica del paciente.

- Asesoramiento sobre el procedimiento, los riesgos y los beneficios.
- Preparación física, incluida la higiene y el ayuno.
- Administración de medicación preoperatoria.
b. Asistencia durante la cirugía :
- Mantenga un entorno estéril.
- Proporcione el instrumental quirúrgico necesario.
- Control constante de las constantes vitales del paciente.
c. Cuidados postoperatorios :
- Control del dolor, administración de analgésicos.
- Control de las constantes vitales y de las posibles complicaciones.
- Ayudar al paciente a movilizarse cuando sea apropiado.
- Proporcione información sobre los cuidados a domicilio, los signos de complicaciones y la fecha de la cita de seguimiento.

3. Retos y características específicas :
a. **Complejidad de las operaciones:** Cada operación tiene sus propios retos, que requieren conocimientos específicos y la coordinación del equipo.
b. **Apoyo emocional:** Muchas de estas intervenciones pueden tener un impacto significativo en la salud reproductiva y en la percepción de la feminidad, por lo que requieren apoyo psicológico.
c. **Posibles complicaciones:** Aunque son poco frecuentes, pueden producirse complicaciones como infecciones, hemorragias o reacciones a la anestesia, que requieren una intervención rápida.
La ginecología quirúrgica es un campo complejo y delicado que requiere tanto conocimientos técnicos como un enfoque humano. La estrecha colaboración entre cirujanos, enfermeras, anestesistas y otros miembros del equipo médico es esencial para garantizar la seguridad y el bienestar de la paciente antes, durante y después de la intervención.

• Preparación del paciente

Preparar a las pacientes para la cirugía ginecológica es un proceso multidimensional crucial que garantiza no sólo su seguridad física, sino también su bienestar mental y emocional. Abarca aspectos médicos, prácticos y psicológicos. He aquí una exploración en profundidad de la preparación de la paciente en el contexto de la ginecología.

1. Evaluación médica :

a. **Historial médico:** Es esencial conocer el historial médico del paciente, incluyendo intervenciones quirúrgicas previas, alergias, enfermedades crónicas y medicación actual.

b. **Pruebas preoperatorias:** Pueden incluir un análisis de sangre, un electrocardiograma (ECG), una radiografía de tórax y otras pruebas pertinentes en función del tipo de operación.

c. **Consultas a especialistas :** En algunos casos, puede ser necesaria la evaluación de un cardiólogo, un anestesista u otro especialista.

2. Información y consentimiento :

a. **Explicar el procedimiento:** El paciente debe ser informado detalladamente de la naturaleza del procedimiento, su duración, las etapas implicadas y los instrumentos utilizados.

b. **Riesgos y beneficios:** Todos los procedimientos quirúrgicos entrañan riesgos. Es esencial explicar estos riesgos al paciente, sopesando al mismo tiempo los beneficios esperados.

c. **Consentimiento informado:** Tras recibir toda la información, el paciente debe aceptar la operación firmando un formulario de consentimiento.

3. Preparación física :

a. **Ayuno: Por** lo general, los pacientes deben ayunar varias horas antes de la intervención para evitar complicaciones relacionadas con la anestesia.

b. **Higiene: A** menudo se recomienda una ducha con jabón antiséptico la víspera o la mañana de la operación.

c. **Afeitado:** Puede ser necesario afeitar la zona quirúrgica para evitar infecciones.

4. Preparación psicológica :

a. **Apoyo emocional:** La anticipación de la operación puede provocar ansiedad. Ofrecer apoyo, un oído atento e información clara puede ayudar a tranquilizar al paciente.

b. **Visitas preoperatorias:** Una visita con el anestesista o el cirujano antes de la operación puede ayudar a resolver cualquier duda de última hora y disipar cualquier preocupación.

5. Aspectos prácticos :

a. **Ropa y objetos personales:** Por lo general, es aconsejable llevar ropa holgada y cómoda y dejar en casa las joyas, los piercings y los objetos de valor.

b. **Instrucciones postoperatorias:** Es crucial planificar con antelación aspectos como el transporte postoperatorio, la medicación necesaria y los preparativos para los cuidados en casa.

c. **Asuntos administrativos: Asegúrese** de que todos los documentos, incluidos los formularios médicos y del seguro, están en regla.

La preparación adecuada de una paciente antes de una intervención ginecológica es fundamental para el éxito de la operación y el bienestar de la paciente. Requiere una comunicación abierta, una atención meticulosa a los detalles y un enfoque centrado en la paciente.

• Asistencia durante la operación

Asistir durante una operación, sobre todo en ginecología, es una tarea delicada que requiere una combinación de habilidades técnicas, atención al detalle, comunicación y colaboración. Cada miembro del equipo quirúrgico tiene un papel específico que desempeñar para garantizar una operación segura y eficaz. A continuación le explicamos en profundidad la asistencia durante una operación de ginecología.

1. Composición del equipo quirúrgico :
a. **Cirujano: Es** la persona encargada de la operación. Dirige al equipo y toma las decisiones clave durante la cirugía.
b. **Asistente quirúrgico:** Ayuda al cirujano proporcionándole instrumental, suturando y realizando otras tareas que le indique el cirujano.
c. **Anestesista:** Administra la anestesia, controla la respuesta del paciente y se asegura de que éste permanezca cómodo y estable durante el procedimiento.
d. **Enfermera de quirófano (IBODE):** Prepara el quirófano, esteriliza el instrumental, asiste al cirujano y se asegura de que la operación se desarrolle sin problemas.
e. **Técnico de esterilización:** Se asegura de que todo el instrumental esté correctamente esterilizado y listo para su uso.

2. Funciones y responsabilidades durante la operación :
a. **Preparación de la sala:** Garantice un entorno estéril, prepare el instrumental necesario y calibre las máquinas.
b. **Comunicación: La** comunicación clara y continua entre los miembros del equipo es crucial. Esto incluye la comprobación del instrumental, la confirmación de los pasos quirúrgicos y la comunicación de cualquier preocupación.
c. **Monitorización:** Durante la operación, es esencial monitorizar continuamente las constantes vitales del

paciente, la profundidad de la anestesia y otros parámetros clínicos.

d. **Asistencia técnica:** Proporcionar al cirujano el instrumental necesario, aspirar fluidos, cortar cables y ayudar en las fases delicadas de la operación.

e. **Documentación:** Documente cada fase de la cirugía, incluidos los fármacos administrados, las medidas tomadas y las observaciones notables.

3. Aspectos específicos de la ginecología :

a. **Técnicas especiales:** Algunos procedimientos ginecológicos, como la laparoscopia, requieren habilidades y equipos específicos.

b. **Prevención de infecciones :** Dado que los procedimientos ginecológicos suelen ser invasivos, requieren una vigilancia adicional para prevenir las infecciones.

c. **Cuidado con las estructuras anatómicas delicadas :** La región pélvica contiene muchas estructuras delicadas. Por lo tanto, hay que tener especial cuidado para evitar cualquier daño.

4. Fin de la operación :

a. **Garantizar la continuidad de los cuidados: Una vez** finalizada la operación, el paciente suele ser trasladado a la sala de recuperación. El equipo debe asegurarse de que el paciente esté estable y bien atendido durante esta transición.

b. **Debriefing: A** menudo es útil que el equipo quirúrgico discuta brevemente la operación, para identificar cualquier lección que deba aprenderse y prepararse para futuras operaciones.

Asistir durante una operación ginecológica es una gran responsabilidad que requiere una coordinación y una habilidad excepcionales. Cada miembro del equipo desempeña un papel vital para garantizar el éxito de la operación y el bienestar de la paciente.

• Cuidados postoperatorios

Los cuidados postoperatorios desempeñan un papel esencial en el proceso de recuperación tras la cirugía ginecológica. Su objetivo es promover una recuperación rápida y sin complicaciones, garantizar la comodidad de la paciente y prevenir los posibles riesgos asociados a la cirugía. He aquí una visión detallada de los cuidados postoperatorios en ginecología.

1. Seguimiento clínico :

a. **Constantes vitales:** Tras la operación, se controlan regularmente la frecuencia cardiaca, la tensión arterial, la saturación de oxígeno y la temperatura para detectar cualquier anomalía.

b. **Control del dolor**: La evaluación periódica de los niveles de dolor permite ajustar el tratamiento analgésico.

c. **Examen de la herida:** Se inspecciona la zona operada en busca de signos de infección, hematomas u otras complicaciones.

2. Tratamiento del dolor :

a. **Analgésicos:** Los analgésicos se administran según las necesidades del paciente, evitando la sobremedicación.

b. **Métodos no farmacológicos:** Además de la medicación, pueden utilizarse fisioterapia, compresas calientes o frías y técnicas de relajación.

3. Movilidad y actividad física :

a. **Fomentar el movimiento:** Dependiendo de la naturaleza de la operación, se anima al paciente a moverse, caminar y realizar actividades ligeras para prevenir complicaciones como la trombosis venosa.

b. **Fisioterapia:** Pueden recomendarse ejercicios específicos para ayudar a la rehabilitación y fortalecer los músculos pélvicos.

4. Apoyo emocional :

a. **Discusión e informe:** Es esencial discutir con la paciente la operación y sus sentimientos y preocupaciones postoperatorias.

b. **Apoyo psicológico:** Puede recomendarse un seguimiento psicológico, especialmente si la cirugía tiene implicaciones importantes para la fertilidad o la feminidad de la paciente.

5. Nutrición e hidratación :

a. **Reintroducción gradual:** Tras la cirugía, los alimentos suelen reintroducirse gradualmente, empezando con líquidos y luego con alimentos blandos.

b. **Hidratación:** Garantice una hidratación adecuada para favorecer la cicatrización y evitar el estreñimiento, un efecto secundario frecuente de los fármacos analgésicos.

6. Consejos y recomendaciones :

a. **Consejos de higiene:** Pueden darse instrucciones específicas sobre la ducha, la higiene íntima y el cuidado de las heridas.

b. **Recomendaciones de actividad:** Pueden imponerse restricciones en las actividades físicas, las relaciones sexuales y otros aspectos de la vida cotidiana.

c. **Seguimiento médico:** Normalmente se programan citas de seguimiento para evaluar la cicatrización, retirar las suturas si es necesario y discutir los resultados.

7. Prevención de complicaciones :

a. **Trombosis venosa:** Puede recomendarse el uso de medias de compresión o la prescripción de anticoagulantes.

b. **Infección:** Puede prescribirse profilaxis antibiótica, sobre todo si la cirugía ha sido especialmente invasiva.

c. **Estreñimiento:** Pueden recetarse laxantes suaves, sobre todo si se utilizan opiáceos para el tratamiento del dolor.

Los cuidados postoperatorios en ginecología son un componente crucial del tratamiento quirúrgico, ya que garantizan la seguridad, la comodidad y la recuperación óptima de la paciente tras la operación.

Tratamiento patologías ginecológicas

El tratamiento de las afecciones ginecológicas requiere un enfoque integral y multidisciplinar, ya que estas afecciones no sólo afectan a la salud física de la mujer, sino también a su bienestar emocional y social. He aquí una visión general de la gestión de algunas afecciones ginecológicas comunes:

1. Fibromas uterinos :
a. **Definición:** Tumores benignos del músculo uterino, frecuentes en mujeres en edad fértil.
b. **Síntomas:** Pueden provocar hemorragias abundantes, dolor pélvico, problemas urinarios y problemas de fertilidad.
c. **Tratamiento :** Terapia hormonal, embolización, miomectomía, histerectomía en función del tamaño, la localización y los síntomas.

2. Endometriosis :
a. **Definición:** Presencia de tejido endometrial fuera del útero.
b. **Síntomas:** Dolor pélvico crónico, dismenorrea, dispareunia y problemas de fertilidad.
c. **Tratamiento :** Medicamentos antiinflamatorios, terapia hormonal, cirugía conservadora, incluso histerectomía en casos graves.

3. Quistes ováricos :

a. **Definición:** Bolsas llenas de líquido sobre o en el ovario.

b. **Síntomas:** A menudo es asintomática, pero puede causar dolor pélvico, sensación de pesadez o irregularidades menstruales.

c. **Tratamiento :** Vigilancia, terapia hormonal, cirugía (cistectomía u ooforectomía) según el tamaño y la naturaleza del quiste.

4. Infecciones ginecológicas :

a. **Definición:** Infecciones que afectan a los órganos reproductores femeninos, como vaginitis, cervicitis o salpingitis.

b. **Síntomas:** Picor, ardor, flujo anormal, dolor pélvico.

c. **Tratamiento :** Antibióticos, antifúngicos o antiparasitarios según la causa de la infección.

5. Cánceres ginecológicos: (cáncer de cuello de útero, cáncer de endometrio, cáncer de ovario, etc.).

a. **Definición:** Crecimiento maligno de las células de los órganos reproductores femeninos.

b. **Síntomas:** Hemorragias anormales, dolor pélvico, distensión abdominal, problemas urinarios o digestivos.

c. **Tratamientos :** Cirugía, quimioterapia, radioterapia, terapias dirigidas, según el tipo y el estadio del cáncer.

6. Trastornos menstruales: (amenorrea, dismenorrea, menorragia, etc.)

a. **Definición:** Anomalías del ciclo menstrual.

b. **Síntomas:** Ausencia de reglas, reglas dolorosas o abundantes.

c. **Tratamientos :** Terapia hormonal, antiinflamatorios, dispositivo intrauterino, cirugía dependiendo de la causa.

7. Proliferación benigna de la mama :

a. **Definición:** Anomalías no cancerosas del tejido mamario.

b. **Síntomas:** nódulos palpables, dolor o sensibilidad mamaria.

c. **Tratamiento :** Vigilancia, cirugía, terapia hormonal según la naturaleza de la anomalía.

El tratamiento de cada patología puede variar en función de su gravedad, la edad de la paciente, su deseo de quedarse embarazada y otros factores individuales. A menudo es necesaria una estrecha colaboración entre ginecólogos, cirujanos, radiólogos, oncólogos y otros especialistas para proporcionar una atención óptima.

Capítulo 5

COMPETENCIAS ESENCIALES

Técnicas comunes de cuidado

Las técnicas de cuidados estándar utilizadas en maternidad y ginecología son esenciales para el bienestar de las pacientes y el buen funcionamiento de la atención médica. Varían en función de las necesidades específicas de las pacientes, ya sea durante el embarazo, el parto o el tratamiento de patologías ginecológicas. He aquí un resumen de las técnicas de cuidados más utilizadas:

1. Toma de constantes vitales :
a. **Medición de la tensión arterial:** Esencial para controlar la salud materna durante el embarazo y el posparto.
b. **Monitorización fetal:** Para controlar la frecuencia cardiaca del bebé y otros parámetros durante el embarazo y el parto.

2. Exámenes ginecológicos :
a. **Tacto vaginal:** Se utiliza para evaluar la dilatación, la posición y la consistencia del cuello uterino.
b. **Frotis cervicovaginal:** Para detectar anomalías celulares o infecciones.

3. Técnicas de asistencia al parto :
a. **Epidural:** Anestésico loco-regional utilizado para aliviar el dolor durante el parto.
b. **Ventosa obstétrica y fórceps:** Instrumentos utilizados para ayudar a expulsar al bebé en determinadas situaciones de parto.
c. **Episiotomía:** Incisión practicada para ampliar la abertura vaginal y facilitar el parto.

4. Atención postnatal :
a. **Suturas:** En caso de episiotomía o desgarros.
b. **Masaje uterino:** Para favorecer la retracción del útero y evitar hemorragias.

5. Cuidados del recién nacido :

a. **Aspiración de las vías respiratorias:** Para eliminar la mucosidad y facilitar la primera respiración.

b. **Administración de vitamina K:** Prevención de hemorragias en neonatos.

c. **Cuidado del cordón umbilical:** Limpieza y desinfección.

6. Técnicas específicas en ginecología :

a. **Colposcopia:** Examen del cuello uterino mediante un microscopio especial para detectar anomalías.

b. **Biopsia:** extracción de tejido para su examen histológico.

c. Inserción y extracción de dispositivos intrauterinos (DIU) : Para la anticoncepción.

d. **Aspiración y legrado:** Procedimiento realizado tras un aborto espontáneo o para la interrupción voluntaria del embarazo.

7. Muestras e inyecciones :

a. **Análisis de sangre:** Para controlar diversos parámetros sanguíneos durante el embarazo o en caso de patología.

b. **Inyecciones :** Administración de medicamentos, hormonas o vacunas.

8. Educación terapéutica :

a. **Preparación al parto:** Cursos para futuros padres.

b. **Consejos sobre la lactancia materna:** técnicas, posturas y solución de problemas comunes.

c. **Información sobre anticoncepción:** elección y uso de métodos anticonceptivos.

Cada técnica requiere una formación específica, y dominarlas es esencial para garantizar la seguridad y la comodidad del paciente.

Tratamiento del dolor

• La importancia de la comunicación

La comunicación en el tratamiento del dolor en maternidad y ginecología es como una luz que guía a través de la oscuridad de un bosque denso. Ilumina zonas sombrías, tiende puentes sobre precipicios y corta caminos claros a través de terrenos accidentados. No se puede subestimar su importancia, ya que constituye la columna vertebral de una atención eficaz y empática.

Comprender el dolor de un paciente es ante todo una búsqueda de comprensión mutua. Significa ahondar en las profundidades de su experiencia, descifrar sus señales, a menudo sutiles, e interpretar sus silencios. A la paciente, por su parte, a veces le puede resultar difícil expresar sus sentimientos, miedos o esperanzas. El dolor es una experiencia profundamente personal y a veces aislante. La comunicación abre una ventana, permitiendo a la paciente compartir su mundo interior, haciéndolo tangible y accesible.

Pero la comunicación no se limita a la simple transmisión de información. Va más allá de la palabra hablada. Es el tono de voz, el contacto visual, la postura, incluso el tacto. Cada uno de estos elementos no verbales añade otra capa de comprensión, ofreciendo pistas sobre la intensidad, la localización o la naturaleza del dolor. También es una forma de tranquilizar, una forma silenciosa de decir: "Estoy aquí para ti, te escucho, te comprendo".

El tratamiento del dolor también es una ciencia. Requiere una estrecha colaboración entre los profesionales sanitarios para garantizar que las intervenciones sean coherentes, adecuadas y eficaces. Esta colaboración se basa en una comunicación fluida, en la que la información se intercambia con precisión y rapidez. Los debates abiertos, las actualizaciones periódicas y los comentarios constantes ayudan a ajustar los planes de cuidados, anticiparse a los retos y optimizar los resultados.

Además, es esencial educar al paciente sobre el dolor, sus posibles causas, las opciones de tratamiento y lo que puede esperar. Esto no sólo ayuda a capacitar a los pacientes para que asuman la responsabilidad de su propio cuidado, sino que también desmitifica el dolor, haciéndolo menos intimidatorio.

En última instancia, la comunicación en el tratamiento del dolor es una danza delicada, una simbiosis entre el profesional y el paciente. Crea un espacio seguro en el que el dolor puede afrontarse, comprenderse y gestionarse. Es un acto profundamente humano, arraigado en la empatía, el respeto y el deseo sincero de aliviar el sufrimiento. La comunicación, en este contexto, no es sólo una herramienta, sino la esencia misma del arte y la ciencia del tratamiento del dolor.

• Con los pacientes

El tratamiento del dolor en maternidad y ginecología es una aventura compartida entre el profesional sanitario y la paciente, una colaboración basada en la confianza, la escucha y la adaptabilidad. Es una búsqueda compartida para garantizar el bienestar y la comodidad, una danza sutil en la que la ciencia se encuentra con la humanidad.

Desde el principio, es esencial reconocer que cada mujer es única. Su percepción del dolor, sus umbrales de tolerancia, su experiencia previa y sus expectativas forman un conjunto complejo que debe abordarse con matices y sensibilidad. El primer paso es, por tanto, escuchar. Escuchar a la paciente hablar de su dolor, describirlo, localizarlo, asociarlo a momentos o acontecimientos. Esta narración, a veces salpicada de emociones y recuerdos, proporciona una valiosa visión de la experiencia subjetiva del dolor.

El diálogo abierto y sincero es la clave. Explique las distintas opciones para el tratamiento del dolor, ya sean intervenciones farmacológicas como los analgésicos o la epidural, o métodos no farmacológicos como las técnicas de relajación, la respiración, la hidroterapia o incluso la acupuntura. El objetivo es que la paciente pueda tomar una decisión informada sobre lo que es mejor para ella.

El dolor, por supuesto, no se limita a su dimensión física. A menudo está profundamente arraigado en la mente, influido por factores psicológicos, emocionales e incluso culturales. Aquí es donde entra en juego la compasión. Reconocer el dolor emocional, tranquilizarlo, guiarlo a través de sus miedos y ansiedades, al tiempo que apoyamos su empoderamiento. La confianza que deposita en nosotros no es sólo un honor, sino una inmensa responsabilidad.

La adaptabilidad también es esencial. El dolor es dinámico, cambiante y está influido por multitud de factores. La capacidad de ajustar las intervenciones, de reevaluar con regularidad y de escuchar las necesidades cambiantes de la paciente es crucial. La paciente debe sentir que está en el centro del tratamiento y que se valoran sus sentimientos y preocupaciones.

Pero sobre todo, gestionar el dolor con las pacientes es un viaje de humanidad. Se trata de mirar más allá del dolor en sí, de reconocer a la mujer que hay detrás de la experiencia, de valorar su valor, su fuerza y su resistencia. Es una alianza, un pacto tácito, en el que nos comprometemos a caminar codo con codo, a través de retos, esperanzas y recuperaciones, para encontrar juntos el camino hacia el alivio y el bienestar.

• Con el equipo médico

El tratamiento del dolor en maternidad y ginecología es un ballet armonioso orquestado por el equipo médico, en el que cada miembro desempeña un papel crucial. Esta colaboración comienza con el reconocimiento de que cada mujer es única en su percepción del dolor y en su forma de experimentarlo. Esta profunda comprensión guía todas las intervenciones, ya sean medicinales, técnicas o emocionales.

El anestesista, con su dominio de las técnicas de analgesia, es un aliado inestimable. Él o ella evalúa cuidadosamente las necesidades de cada paciente, ya sea para una epidural durante el parto o para el tratamiento del dolor postoperatorio tras una intervención ginecológica. Su pericia garantiza que el dolor se trate con seguridad y eficacia, minimizando al mismo tiempo los efectos secundarios.

El ginecólogo y el obstetra suelen ser los primeros en enfrentarse al dolor de la paciente. Su capacidad para evaluar con rapidez y precisión la naturaleza y la causa del dolor les permite intervenir adecuadamente. También guían al equipo para comprender las particularidades de cada situación, tanto si el dolor está relacionado con una contracción como con una afección ginecológica.

Las enfermeras y las matronas son las guardianas constantes del bienestar del paciente. A menudo son las primeras en notar un cambio en el dolor, ya sea a través de una mueca, tensión en el cuerpo o un brillo en los ojos. Su papel es esencial en la vigilancia continua del dolor, así como en la administración del tratamiento, implique o no medicación. Su presencia tranquilizadora, su atención y su toque terapéutico ofrecen a menudo tanto alivio como cualquier pastilla.

El psicólogo o consejero, cuando está presente, aporta una dimensión adicional al tratamiento del dolor. Al reconocer que el dolor no es sólo físico, sino también emocional y psicológico, su apoyo ayuda a las mujeres a gestionar la ansiedad, el miedo o el trauma que pueden acompañar al dolor.

Todo ello envuelto en una comunicación fluida y permanente. Los intercambios de información, las reuniones informativas periódicas y las consultas mutuas garantizan que todos los miembros del equipo estén en la misma longitud de onda. Cada decisión tomada es el resultado de un consenso, basado en el conocimiento colectivo, la experiencia y, sobre todo, en escuchar atentamente al paciente.

Así pues, el tratamiento del dolor en maternidad y ginecología, lejos de ser prerrogativa de un solo profesional, es el resultado de una estrecha colaboración entre todos los implicados. Juntos, se esfuerzan por ofrecer a cada mujer una experiencia en la que el dolor no sólo se controle, sino que también se comprenda y respete.

Capítulo 6

DESAFÍOS EMOCIONALES Y PSICOLÓGICO

Apoye pacientes en apuros

• Gestión de situaciones difíciles

La gestión de situaciones difíciles en maternidad y ginecología es uno de los aspectos más exigentes y delicados de la profesión. Estos momentos ponen a prueba no sólo las habilidades clínicas y técnicas del personal sanitario, sino también su resistencia emocional, su capacidad de adaptación y sus dotes de comunicación. Cada situación es única, cada paciente es única, y es esta singularidad la que requiere una atención especial.

Uno de los primeros pasos para gestionar eficazmente una situación difícil es el reconocimiento. Reconocer que una situación se está agravando, que el paciente está angustiado o que el equipo se enfrenta a una decisión clínica compleja. Esta toma de conciencia precoz permite anticipar las acciones necesarias, pedir refuerzos o solicitar el asesoramiento de un especialista.

Una vez más, la comunicación es vital. Establezca un diálogo abierto con la paciente y su familia, explicándoles claramente los problemas, las opciones disponibles y las recomendaciones médicas. Es importante asegurarse de que se sientan escuchados, comprendidos y respetados, aunque la noticia sea difícil de aceptar. Sus preguntas, preocupaciones y preferencias deben tenerse en cuenta, formando un enfoque colaborativo de la atención.

La flexibilidad y la adaptabilidad también son esenciales. Las situaciones difíciles en maternidad y ginecología pueden evolucionar rápidamente. Los síntomas pueden empeorar, pueden surgir nuevas complicaciones o la dinámica emocional puede volverse tensa. Ser capaz de reajustar el plan de cuidados, de innovar ante los obstáculos y de adaptarse a las circunstancias cambiantes es crucial para garantizar el mejor resultado posible.

También es crucial recordar que el personal sanitario es humano. Enfrentarse a situaciones difíciles puede tener un impacto emocional e incluso agotador. Tomarse un tiempo, buscar el apoyo de los colegas y aceptar las propias limitaciones es vital para la salud mental y emocional del equipo. Además, puede ser útil programar sesiones informativas después de acontecimientos especialmente estresantes, para compartir experiencias, emociones y lecciones aprendidas.

Por último, no se puede pasar por alto la importancia de la formación continua y la actualización de las competencias. La formación en comunicación, gestión de crisis, psicología médica o incluso en técnicas específicas de la maternidad-ginecología puede ser inestimable para preparar al equipo a hacer frente a las situaciones más difíciles.

Gestionar situaciones difíciles en maternidad y ginecología es una responsabilidad que requiere experiencia clínica, habilidades de comunicación, resistencia emocional y capacidad de adaptación. Es un reto, pero también una de las experiencias más gratificantes de la profesión, ya que ofrece la oportunidad de marcar la diferencia en la vida de los pacientes y sus familias.

• Pérdidas perinatales

Las pérdidas perinatales, incluidos el aborto espontáneo tardío, la muerte fetal en el útero y la muerte neonatal temprana, son acontecimientos trágicos y angustiosos tanto para las familias como para los profesionales sanitarios. Estos momentos de profunda tristeza requieren una atención compasiva, empática y sensible.

Cada pérdida es única, cada historia diferente. Detrás de cada cifra o estadística, hay una historia humana, un sueño roto, una esperanza desvanecida. Para los padres, la pérdida perinatal suele equipararse a la pérdida de un futuro, una visión de una familia que nunca se materializará. Se enfrentan a una serie de emociones, desde la culpa y la ira hasta la desesperación y un sentimiento de injusticia.

El primer paso para gestionar este dolor es reconocerlo. Es esencial validar y honrar las emociones de los padres, escuchar activamente y ofrecer un apoyo incondicional. A veces, un simple y sincero "lo siento" puede tener un profundo impacto.

Una vez más, la comunicación es clave. Los padres necesitan entender lo que ha sucedido, por qué ha sucedido y cuáles son los siguientes pasos. Pueden tener muchas preguntas, preocupaciones o dudas. Es crucial proporcionarles una información clara, honesta y adaptada a su nivel de comprensión. Durante estas conversaciones, el tono, la elección de las palabras y la presencia de un espacio seguro para expresar sus emociones son tan importantes como la información transmitida.

También puede ser apropiado ofrecer a los padres opciones para conmemorar y recordar a su bebé. Esto puede incluir huellas de pies o manos, fotos o incluso ceremonias o rituales específicos. Estos recuerdos pueden convertirse en preciados tesoros para las familias, símbolos de su amor y conexión con su bebé.

La atención médica también es crucial, sobre todo para garantizar que la madre goza de buena salud física tras la pérdida. Esto puede incluir un seguimiento médico, asesoramiento sobre la futura salud reproductiva y derivaciones a especialistas si es necesario.

Por último, es esencial ofrecer apoyo psicológico y emocional. Los padres pueden beneficiarse de terapia individual, grupos de apoyo o asesoramiento especializado para ayudarles a superar el duelo perinatal. Cada padre vivirá el duelo de forma diferente y es importante respetar su ritmo y su forma de afrontar la pérdida.

Para los profesionales sanitarios, presenciar una pérdida perinatal también puede suponer un reto emocional. Es esencial que ellos también tengan acceso a recursos de apoyo y espacios para expresar sus emociones.

Las pérdidas perinatales son momentos de profunda tristeza que requieren una atención holística y centrada en la familia, basada en la empatía, la compasión y el respeto. Cada bebé, por mucho que viva, deja una huella indeleble en el corazón de sus padres, y es deber de los profesionales sanitarios apoyarles con amor y devoción.

• Diagnóstico de enfermedades graves

El diagnóstico de una enfermedad grave representa un punto de inflexión para un paciente, que trastoca su mundo y el de sus seres queridos. Estos momentos cruciales exigen un juicio fino, una comunicación hábil y una profunda sensibilidad por parte de los profesionales sanitarios.

El momento en que se hace y comunica un diagnóstico puede ser una de las experiencias más significativas en la vida de una persona. No es sólo el anuncio de una afección médica, sino también la revelación de un futuro incierto, a menudo acompañado de ansiedad, miedo y trastornos emocionales.

La forma de transmitir el diagnóstico es tan importante como la propia información. He aquí algunos puntos a tener en cuenta en este proceso:

Preparación: Antes de anunciar un diagnóstico, es esencial conocer bien la enfermedad, sus implicaciones y las opciones de tratamiento disponibles. Esto le permitirá estar preparado para responder a las preguntas del paciente y ofrecerle aclaraciones.

Entorno adecuado: El lugar y el momento elegidos para la comunicación deben permitir la confidencialidad, la intimidad y la comodidad del paciente. Es esencial evitar las interrupciones y garantizar un tiempo suficiente para la discusión.

Comunicación clara y empática: La elección de las palabras, el tono de voz y la forma de transmitir la información son esenciales. Evite la jerga médica demasiado compleja y asegúrese de que el paciente comprende la situación. La empatía es la clave. Demostrar que realmente se preocupa por la persona y sus sentimientos es fundamental.

Escucha activa: Tras el anuncio, es crucial dar a los pacientes la oportunidad de expresar sus emociones, preocupaciones y preguntas. La escucha activa nos ayuda a comprender las necesidades específicas del paciente y a responder adecuadamente.

Apoyo emocional: Reconocer y validar las emociones del paciente es esencial. Algunos pueden querer llorar, otros pueden estar enfadados o en estado de shock. Todas estas reacciones son naturales y el profesional sanitario debe acogerlas sin juzgarlas.

Orientación y recursos: Proporcionar información sobre los recursos disponibles, ya sean grupos de apoyo, consejeros, terapeutas o servicios médicos especializados, puede ser de gran ayuda.

Implicar a la familia y a los amigos: Con el consentimiento del paciente, implicar a la familia o a los amigos íntimos puede ofrecer un apoyo adicional. También pueden tener sus propias preguntas y preocupaciones.

Seguimiento: Sugiera una cita de seguimiento para discutir el diagnóstico y las opciones de tratamiento con más detalle y para ver cómo está afrontando el paciente la información. El apoyo no termina con el anuncio inicial.

En última instancia, anunciar un diagnóstico de enfermedad grave es un acto de equilibrio entre transmitir información médica precisa y proporcionar un profundo apoyo emocional. Es un momento profundamente humano, que requiere tanto competencia clínica como auténtica compasión. Cada paciente es único, y también lo será su reacción al diagnóstico. Es función del profesional sanitario navegar por esta complejidad con cuidado, sensibilidad y respeto.

Mantener el equilibrio personal y profesional

Mantener un equilibrio entre la vida personal y la profesional es una cuestión fundamental para todos los profesionales, y más aún para los del ámbito médico, donde las presiones, las responsabilidades y la exposición a situaciones de gran carga emocional son habituales. Enfermeras, médicos y otros profesionales de la salud se enfrentan a menudo a situaciones en las que la dedicación al trabajo puede invadir su bienestar personal, poniendo en peligro su equilibrio.

1. Reconocimiento de la importancia del equilibrio
El equilibrio entre trabajo y vida privada no es un lujo, es una necesidad. Es la piedra angular de una carrera profesional sostenible y de una vida plena. Reconocerlo es el primer paso hacia un cambio positivo.

2. Establecer límites claros
Es crucial establecer límites entre el trabajo y la vida personal. Esto puede significar no consultar los correos electrónicos del trabajo en casa, fijar un horario de trabajo específico o tomarse tiempo para sí mismo con regularidad.

3. Aprender a decir no

Es esencial evaluar su capacidad para asumir nuevas tareas o responsabilidades. Negarse educadamente cuando las cosas sobrepasan nuestros límites no sólo es aceptable, sino también necesario para nuestro bienestar.

4. Dar prioridad al bienestar personal

Esto incluye una dieta equilibrada, actividad física regular, relajación, actividades de ocio y un sueño adecuado. El bienestar físico tiene un impacto directo en la salud mental y emocional.

5. Busque apoyo

Hablar con colegas, amigos o asesores puede ayudarle a afrontar el estrés y los retos del trabajo. Pueden ofrecerle ideas, consejos o simplemente un oído comprensivo.

6. Recuerde la importancia de la desconexión

Tomarse vacaciones, días libres o incluso simples descansos durante el día le ayuda a recargar las pilas, reducir el estrés y volver al trabajo con una perspectiva fresca.

7. Evaluación periódica

Es importante que se detenga periódicamente para evaluar su equilibrio entre trabajo y vida privada. Es esencial que se haga preguntas sobre su nivel de satisfacción, cómo se siente y qué podría mejorarse.

8. Formación continua

Participar en cursos de formación o talleres sobre gestión del tiempo, bienestar o comunicación puede ayudarle a adquirir valiosas habilidades para mantener este equilibrio.

9. Flexibilidad

Cada fase de la vida puede requerir un equilibrio diferente. Ser flexible y adaptarse a las circunstancias es crucial. Esto podría significar reajustar los horarios, tomarse un año sabático o reconsiderar las prioridades profesionales y personales.

10. Celebre los éxitos

Es importante reconocer y celebrar los momentos en los

que se logra un buen equilibrio, por pequeños que sean. Esto puede servir de motivación para seguir adelante.

Mantener el equilibrio entre el trabajo y la vida privada es un acto esencial de autocuidado. No sólo es bueno para el individuo, sino también para los pacientes, los colegas y los seres queridos. Un profesional equilibrado es más capaz de ofrecer cuidados de calidad, ser empático y estar presente, tanto en el trabajo como en casa.

Capítulo 7

INNOVACIONES EN MATERNIDAD Y GINECOLOGÍA

Avances tecnológicos

Los avances tecnológicos en el campo de la maternidad y la ginecología han transformado la atención al paciente, mejorando considerablemente la calidad y la eficacia de los cuidados. Estas innovaciones están en todas partes, desde las simples consultas hasta el quirófano y los cuidados prenatales. Han permitido a los profesionales sanitarios diagnosticar con precisión, intervenir con un riesgo mínimo y ofrecer soluciones terapéuticas innovadoras.

1. Imágenes médicas avanzadas
Las ecografías 3D y 4D han revolucionado la forma en que los médicos ven al feto en el útero. Estas tecnologías proporcionan imágenes detalladas y dinámicas que permiten identificar anomalías congénitas y preparar mejor a las futuras madres para el parto.

2. Cirugía asistida por robot
La robótica médica permite a los cirujanos realizar operaciones ginecológicas con mayor precisión, reduciendo los riesgos, las cicatrices y el tiempo de recuperación de las pacientes.

3. Monitorización fetal no invasiva
Los dispositivos innovadores permiten ahora vigilar la salud del bebé en tiempo real, sin inmiscuirse en el entorno uterino, lo que garantiza la seguridad tanto de la madre como del feto.

4. Terapias genéticas y moleculares
Estas terapias se dirigen a anomalías genéticas específicas, ofreciendo nuevas opciones para tratar ciertas afecciones ginecológicas y la infertilidad.

5. Simuladores para la formación
Las tecnologías de realidad virtual y simulación ofrecen a los profesionales sanitarios formación práctica en un entorno seguro, mejorando sus habilidades antes de tratar a pacientes reales.

6. Historias clínicas electrónicas

La digitalización de los historiales médicos facilita la coordinación de la asistencia, garantizando que todos los profesionales implicados dispongan de la información más actualizada sobre cada paciente.

7. Telemedicina

Las consultas a distancia permiten a los pacientes recibir asesoramiento médico sin tener que desplazarse, un avance especialmente útil para el seguimiento prenatal o las consultas postoperatorias.

8. Aplicaciones móviles y objetos conectados

En la actualidad existen muchas aplicaciones que permiten a las mujeres controlar su ciclo, su embarazo o su salud ginecológica. Los dispositivos conectados, como relojes y pulseras, pueden realizar un seguimiento de los indicadores de salud en tiempo real.

9. Avances en la procreación médicamente asistida (PRA)

La PRA se ha beneficiado de una serie de innovaciones, sobre todo en la selección de embriones, que aumentan las posibilidades de éxito de las parejas estériles.

10. Biotecnología

Los avances en biotecnología, como el cultivo de órganos y el tratamiento celular, están abriendo el camino a nuevos métodos de tratamiento de las enfermedades ginecológicas.

Los avances tecnológicos en maternidad y ginecología siguen evolucionando a un ritmo vertiginoso, prometiendo un futuro aún más brillante para la atención a la mujer. Al mejorar la precisión, la eficacia y la seguridad, estas innovaciones redefinen constantemente los estándares de atención y garantizan que las pacientes reciban los mejores cuidados posibles.

Nuevas técnicas de atención

Las nuevas técnicas de maternidad y ginecología se basan en el deseo de ofrecer una atención más personalizada, menos invasiva y centrada en el bienestar general de la mujer. Combinan la ciencia médica, la tecnología punta y los enfoques holísticos para garantizar una experiencia óptima a cada paciente.

1. Enfoques menos invasivos:
- **Cirugía laparoscópica:** Esta técnica utiliza pequeñas incisiones para realizar la cirugía ginecológica, reduciendo el tiempo de recuperación y las complicaciones postoperatorias.
- **Histeroscopia:** Se introduce una cámara diminuta en el útero para diagnosticar o tratar problemas como pólipos o fibromas.

2. Terapias genéticas y moleculares:
Dirigidas a anomalías genéticas o moleculares específicas, estas terapias ofrecen opciones de tratamiento para afecciones ginecológicas recalcitrantes o genéticamente predispuestas.

3. Enfoques holísticos:
- **Yoga y técnicas de relajación:** Estos métodos ayudan a controlar el estrés, el dolor menstrual y otros problemas ginecológicos comunes.
- **Acupuntura: Se** utiliza cada vez más para tratar la infertilidad, el dolor menstrual y los síntomas de la menopausia.

4. Biomarcadores y diagnósticos personalizados:
El uso de pruebas genéticas y biomarcadores para predecir el riesgo de ciertas enfermedades ginecológicas o para personalizar los tratamientos.

5. Técnicas avanzadas de reproducción asistida:
- **Selección de embriones:** Este método utiliza la genética para seleccionar los embriones más sanos para la reproducción médicamente asistida.

- **Inducción de la ovulación:** Nuevos fármacos y protocolos mejorados para estimular la ovulación en mujeres con problemas de fertilidad.

6. Técnicas innovadoras de fisioterapia pélvica:

Ejercicios y técnicas específicas para fortalecer el suelo pélvico, tratar la incontinencia y mejorar la salud sexual.

7. Telemedicina:

Consultas a distancia para el seguimiento prenatal, los chequeos postoperatorios y el asesoramiento ginecológico, facilitando el acceso a la atención a todas las mujeres, incluso en zonas remotas.

8. Implantes y dispositivos médicos de nueva generación:

Dispositivos mejorados para la anticoncepción, el seguimiento del ciclo menstrual o el tratamiento de patologías específicas.

9. Biorretroalimentación:

Técnica utilizada para enseñar a los pacientes a controlar funciones corporales específicas, a menudo empleada para tratar la incontinencia o el dolor pélvico.

10. Terapias dirigidas e inmunoterapia:

Utilizadas en el tratamiento de los cánceres ginecológicos, estas técnicas se centran en dianas moleculares específicas o estimulan el sistema inmunitario del organismo para que luche contra el cáncer.

Los avances en las técnicas de atención a la maternidad y la ginecología forman parte de un movimiento global hacia la medicina personalizada y la atención centrada en el paciente. Estas innovaciones, tanto en la tecnología como en la práctica médica, pretenden dar la mejor respuesta posible a las necesidades únicas de cada mujer a lo largo de su vida.

Cuestiones éticas

Las cuestiones éticas en maternidad y ginecología son complejas y tocan cuestiones fundamentales sobre la vida, la procreación, la autonomía de la paciente y el papel de los cuidadores. He aquí un desarrollo fluido y no segmentado del tema:

La maternidad y la ginecología se encuentran en la encrucijada de la vida, el nacimiento, la fertilidad y las elecciones íntimas que afectan al cuerpo y al alma de las mujeres. En esta encrucijada surgen dilemas éticos que requieren reflexión, respeto y sensibilidad por parte de los cuidadores.

El comienzo de la vida es sin duda uno de los ámbitos con mayor carga emocional. Con los avances de la medicina reproductiva, la capacidad de ayudar a la concepción, seleccionar embriones e incluso modificar genéticamente las líneas germinales plantea profundas cuestiones éticas. ¿Qué valor otorgamos a un embrión? ¿En qué momento definimos el comienzo de la vida? ¿Y qué derechos tienen los padres, los donantes de gametos y los propios futuros hijos?

La autonomía de la paciente es otra cuestión importante. Toda mujer debe tener derecho a tomar decisiones informadas sobre su salud, ya se trate de anticoncepción, tratamiento ginecológico o elecciones sobre su embarazo. Sin embargo, puede haber ocasiones en las que los deseos de una paciente puedan parecer contrarios a lo que el personal médico considera que es lo mejor para ella. Navegar por estas delicadas aguas requiere una comunicación abierta y un profundo respeto por las decisiones individuales.

La igualdad de acceso a la atención sanitaria también es una cuestión clave. Todas las mujeres merecen una atención de calidad, independientemente de su situación económica, origen étnico o lugar de residencia. La ética médica exige que nos esforcemos por cerrar la brecha asistencial y ofrecer una atención equitativa a todos.

El auge de la genómica y las pruebas genéticas también plantea la cuestión del derecho a la información. Si una prueba revela una predisposición a una enfermedad o una anomalía genética en un feto, ¿cómo debe comunicarse esta información y cuáles son las implicaciones para la familia extensa?

Aunque más comúnmente asociado a otras especialidades, el final de la vida también tiene su lugar en la ginecología, sobre todo en el tratamiento de los cánceres ginecológicos avanzados. ¿En qué momento deben introducirse los cuidados paliativos? ¿Cómo equilibrar esperanza y realidad en una situación grave?

Por último, los propios cuidadores se enfrentan a cuestiones éticas personales. ¿Cómo concilian sus propias creencias y valores con los de sus pacientes? ¿Hasta qué punto pueden implicarse emocionalmente los médicos y las enfermeras sin comprometer su profesionalidad?

Cada día, en maternidad y ginecología se toman decisiones que tienen un profundo impacto en la vida de las mujeres. Reconocer, respetar y navegar por las cuestiones éticas en esta especialidad es esencial para proporcionar una atención verdaderamente centrada en el paciente.

Capítulo 8

TESTIMONIOS Y ANÉCDOTAS

Historias de enfermeras experimentadas

Adentrémonos en los recuerdos íntimos de enfermeras que han pasado años, incluso décadas, en salas de maternidad y ginecología. Sus historias, que combinan pasión, dedicación, dolor y alegría, ofrecen una visión única de una profesión tan exigente como gratificante.

Sophie, 28 años en el negocio:
La primera vez que ayudé a una mujer a dar a luz, estaba aterrorizada. Tenía miedo de hacerlo mal, de no estar a la altura. Pero cuando vi los ojos de esa madre encontrarse con los de su bebé por primera vez, supe que estaba en el lugar adecuado. Desde entonces, he asistido a cientos de partos y, cada vez, esa magia vuelve a suceder. He aprendido que nuestro papel como enfermeras no es sólo técnico. También consiste en apoyar, tranquilizar y dar la mano cuando es necesario.

Lucas, 15 años en el negocio:
Siempre me han fascinado la ciencia y el cuerpo humano. Pero lo que realmente me impulsó a elegir la maternidad fue el deseo de estar presente en esos momentos únicos de la vida. Por supuesto, hay días difíciles, en los que te enfrentas a la tristeza y el dolor. Pero también están esos días en los que participamos en el nacimiento de una nueva vida, en los que vemos cómo se forma una familia ante nuestros propios ojos. Y por esos momentos, toda prueba merece la pena.

Nadia, 22 años en el negocio:
La ginecología es un campo complejo. Elegí este camino porque quería ayudar a las mujeres en todas las etapas de su vida, desde las primeras menstruaciones hasta la menopausia. He visto a pacientes luchar contra enfermedades y cánceres. He visto a mujeres enfrentarse a la infertilidad y buscar soluciones. Cada vez, mi papel ha

sido apoyarlas, informarlas, acompañarlas. Y cada vez, he sido testigo de su fuerza y resistencia.

Clément, 18 años en el negocio:
Mucha gente se pregunta cómo puede un hombre trabajar en una maternidad. Para mí, la elección era obvia. Fui criado por una madre soltera y siempre he estado rodeado de mujeres fuertes. Ser enfermero de maternidad significa ser testigo de esa fuerza a diario. Significa ver a estas madres, a estas futuras madres, dar lo mejor de sí mismas, a pesar del cansancio, el dolor y los miedos. Para mí es un honor estar ahí para ellas.

Estas historias demuestran que detrás de cada uniforme blanco, de cada estetoscopio, hay una historia, una pasión, un compromiso. La maternidad y la ginecología no son sólo especialidades médicas. Son el teatro de la vida en toda su belleza, sus retos y sus emociones. Y quienes trabajan en ellas son los discretos guardianes de estos preciosos momentos.

Aspectos destacados y lecciones aprendidas

En el ajetreo diario de una unidad de maternidad-ginecología, hay momentos que dejan una impresión duradera, momentos que quedan grabados en el corazón y la mente de las cuidadoras. Estos momentos son como hitos en la vida de una enfermera, que ofrecen valiosas lecciones y les recuerdan por qué eligieron este camino.

Primer nacimiento:
Es difícil olvidar su primer parto asistido. La aceleración del latido, la adrenalina bombeando, la maravilla del milagro de la vida... Es un recordatorio de que cada nacimiento es único y de que cada vida es preciosa.

Lección aprendida: la belleza de la vida reside a menudo en su fragilidad y fugacidad.

Encuentros con la adversidad:

Ante una complicación o un diagnóstico difícil, la capacidad de recuperación de una paciente puede ser una increíble fuente de inspiración. Estos momentos son un recordatorio de la fuerza interior que poseen muchas mujeres, incluso en las situaciones más difíciles.

Lección aprendida: la fuerza no siempre se mide por hazañas visibles, sino a menudo por la capacidad de perseverar ante los retos.

La pérdida:

Uno de los aspectos más difíciles de trabajar en maternidad y ginecología es enfrentarse a la pérdida, ya sea por aborto espontáneo, mortinato u otra tragedia. Estos momentos oscuros aportan profundidad a la práctica médica, recordando a los cuidadores la importancia de la compasión y el apoyo.

Lección aprendida: En el dolor, el papel de un cuidador va mucho más allá de la atención médica; se trata también de ofrecer un hombro en el que apoyarse y un oído que escuche.

La evolución de la tecnología:

Con el tiempo, los avances tecnológicos han aportado nuevas herramientas y métodos. Pero a pesar de estos cambios, la importancia de la relación humana sigue siendo fundamental.

Lección aprendida: la tecnología es una herramienta valiosa, pero nunca podrá sustituir la calidez de una mano reconfortante ni la fuerza de un oído comprensivo.

Equilibrio entre trabajo y vida privada:

Gestionar largas jornadas, turnos de noche y la presión emocional puede ser agotador. Aprender a encontrar un

equilibrio entre el trabajo y la vida personal es esencial para evitar el agotamiento.
Lección aprendida: cuidar de uno mismo es crucial para poder cuidar de los demás.

La maternidad y la ginecología no son sólo un lugar para trabajar, son un lugar para vivir. Cada día ofrece su ración de retos, descubrimientos y recompensas. Y a través de todo ello, las enfermeras siguen aprendiendo, creciendo y renovándose, enriqueciéndose con cada experiencia y cada encuentro.

Consejos para principiantes

Adentrarse como principiante en el apasionante mundo de la maternidad-ginecología puede ser a la vez estimulante y desalentador. Las veteranas de la profesión han pasado por la montaña rusa emocional de este servicio único y tienen mucho que ofrecer en cuanto a sabiduría y consejos. He aquí algunos de los consejos esenciales para quienes se inician en este campo:

1. La paciencia es la clave:
Cada día será una mezcla de momentos tranquilos y sprints frenéticos. Aprenda a navegar por estos ritmos cambiantes con paciencia y perseverancia.

2. Cultive la escucha activa:
Escuchar es tan crucial, si no más, que hablar. Comprender realmente cómo se siente una paciente le ayudará a responder a sus necesidades de forma eficaz y empática.

3. Busque mentores:
Rodéese de colegas experimentados que puedan guiarle, aconsejarle y compartir sus experiencias. La tutoría tiene un valor incalculable en esta profesión.

4. No descuide sus propias emociones:
La maternidad y la ginecología pueden ser emocionalmente intensas. Es esencial reconocer sus propias emociones y encontrar formas sanas de afrontarlas.

5. La formación continua es crucial:
La medicina evoluciona constantemente. Tome la iniciativa de formarse regularmente para estar al día de las últimas técnicas y recomendaciones.

6. Cultive el trabajo en equipo:
Trabajará como parte de un equipo interdisciplinar. Valorará a cada miembro y reconocerá que cada función es crucial para proporcionar una atención óptima al paciente.

7. Manténgase organizado:
La capacidad de gestionar varias tareas a la vez es esencial. Busque sistemas que le ayuden a llevar un registro de la atención al paciente, los fármacos administrados y las intervenciones necesarias.

8. Cuídese:
El agotamiento es real. Tómese descansos, coma adecuadamente, duerma lo suficiente y encuentre actividades fuera del trabajo que le aporten alegría y relajación.

9. Aprenda de sus errores:
Todo el mundo los hace. En lugar de verlos como fracasos, véalos como oportunidades de aprendizaje.

10. Tenga presente por qué eligió esta profesión:
En los momentos difíciles, recuerde su pasión por ayudar a los demás, su fascinación por la ciencia médica y su deseo de marcar la diferencia.

Empezar en la maternidad y la ginecología es un viaje gratificante lleno de aprendizaje, asombro y desafío. Con la mentalidad adecuada, un fuerte apoyo y un compromiso con la excelencia, los principiantes pueden prosperar y prosperar en esta extraordinaria profesión.

Capítulo 9

FARMACOLOGÍA EN MATERNIDAD Y GINECOLOGÍA

Medicamentos de uso común en obstetricia

En obstetricia se suelen utilizar diversos fármacos por diferentes motivos, que van desde el control del dolor durante el parto hasta la prevención o el tratamiento de complicaciones. He aquí una lista de los fármacos más utilizados y sus aplicaciones generales:

- Oxitocina (Syntocinon, Pitocin) :
    - Inducción o aumento del trabajo.
    - Prevención y tratamiento de la hemorragia posparto.
- Misoprostol (Cytotec) :
    - Inducción al trabajo.
    - Tratamiento de la hemorragia posparto.
- Prostaglandinas (Dinoprostona, Cervidil, Prepidil) :
    - Maduración del cuello uterino e inducción del parto.
- Sulfato de magnesio :
    - Prevención y tratamiento de las convulsiones en mujeres con preeclampsia o eclampsia graves.
- Beta-2 agonistas (Ritodrina, Terbutalina) :
    - Inhibición del parto prematuro.
- Corticoides (Betametasona, Dexametasona) :
    - Acelerar la maduración pulmonar fetal en casos de amenaza de parto prematuro.
- Ergotamina (Ergometrina) :
    - Tratamiento de la hemorragia posparto por atonía uterina.
- Analgésicos y anestésicos :
    - **Peridural (Bupivacaína, Ropivacaína)** : Anestesia para aliviar el dolor durante el parto.
    - **Morfina, fentanilo**: Analgésicos para el dolor durante el parto.

- Antibióticos :
  - Profilaxis o tratamiento de infecciones, por ejemplo, en el caso de mujeres que den positivo en la prueba del estreptococo del grupo B (GBS).
- Inmunoglobulina Rho(D) (RhoGAM) :
  - Prevención de la aloinmunización Rh en mujeres Rh negativo con un feto Rh positivo.
- Medicamentos para la hipertensión :
  - Por ejemplo, metil-Dopa o Nifedipino para controlar la hipertensión durante el embarazo.
- Tocolíticos :
  - Medicamentos utilizados para inhibir el parto prematuro, como el Nifedipino o la Indometacina.
- Suplementos :
  - **Hierro**: Para tratar o prevenir la anemia.
  - **Ácido fólico**: Prevención de los defectos del tubo neural.

Es esencial tener en cuenta que la decisión de utilizar un medicamento concreto, así como su dosis, dependerá de la situación clínica de la paciente, su estado de salud, su historial médico y las recomendaciones clínicas actuales. Consulte siempre a un profesional sanitario para obtener consejos específicos sobre la medicación en obstetricia.

Medicamentos en ginecología

En ginecología, los medicamentos se utilizan para tratar diversas afecciones y síntomas. He aquí una lista no exhaustiva de los medicamentos utilizados habitualmente en ginecología y sus aplicaciones generales:

- Anticonceptivos :
  - **Anticonceptivos orales combinados (AOC):** Contienen estrógenos y progestágenos.
  - Píldoras de sólo progestina (minipíldora).
  - Dispositivos intrauterinos (DIU) de cobre o progesterona.
  - Implantes anticonceptivos: por ejemplo, Nexplanon.
  - Inyecciones anticonceptivas: por ejemplo, Depo-Provera.
- Terapia hormonal sustitutiva (THS) :
  - Tratamiento de los síntomas de la menopausia.
  - Incluye formulaciones de estrógeno solo, progesterona sola o una combinación de ambos.
- Antifúngicos :
  - Para tratar infecciones por hongos como la cándida, por ejemplo, fluconazol (Diflucan).
- Antibióticos :
  - Tratamiento de infecciones bacterianas, incluida la vaginosis bacteriana y ciertas infecciones de transmisión sexual.
- Antivirales :
  - Para tratar infecciones víricas como el herpes genital.
- Medicamentos para tratar la endometriosis :
  - Progestinas, como la deoxiprogesterona (Depo-Provera) y el levonorgestrel (Mirena).
  - Agonistas de la GnRH, como la leuprorelina (Lupron) y la goserelina (Zoladex).
- Medicamentos para tratar el síndrome de ovario poliquístico (SOP) :
  - Anticonceptivos orales para regular los ciclos menstruales.
  - Metformina para tratar la resistencia a la insulina.
  - Clomifeno para estimular la ovulación.

- Bifosfonatos :
  - Para tratar y prevenir la osteoporosis posmenopáusica, por ejemplo, Alendronato (Fosamax) y Risedronato (Actonel).
- Antiespasmódicos :
  - Para tratar los dolores menstruales, por ejemplo la diciclomina.
- Prostaglandinas :
  - Fármacos como el misoprostol pueden utilizarse en ginecología para indicaciones específicas, como la preparación cervical antes de un procedimiento.
- Antagonistas de la GnRH :
  - Se utiliza para tratar los fibromas uterinos.
- Inmunomoduladores :
  - Como el Imiquimod (Aldara) para tratar las verrugas genitales.
- Fármacos para tratar las infecciones del tracto urinario :
  - Antibióticos como Trimetoprima-sulfametoxazol (Bactrim) o Nitrofurantoína (Macrobid).

Como siempre, es esencial consultar a un profesional sanitario para obtener recomendaciones específicas sobre la medicación y seguir siempre las instrucciones de uso de cada medicamento. La ginecología abarca una amplia gama de afecciones y tratamientos, y lo anterior es sólo un resumen de los medicamentos que se utilizan habitualmente en este campo.

Precauciones y contraindicaciones

Al tomar medicamentos, tanto si se utilizan en ginecología como en cualquier otro campo de la medicina, las pacientes deben ser siempre plenamente conscientes de las precauciones que deben tomar y de las contraindicaciones asociadas. Esto es esencial para garantizar la seguridad de la paciente y optimizar la eficacia terapéutica. He aquí algunos puntos generales sobre las precauciones y contraindicaciones asociadas a los medicamentos utilizados habitualmente en ginecología:

- Anticonceptivos orales :
  - *Precauciones*: Control regular de los factores de riesgo cardiovascular, cribado del cáncer.
  - *Contraindicaciones*: Antecedentes de trombosis, ciertas formas de cáncer, hipertensión no controlada, migrañas con aura, lactancia (según el tipo).
- Terapia hormonal sustitutiva (THS) :
  - *Precauciones*: Uso limitado en el tiempo, vigilancia regular (cáncer de mama, trombosis).
  - *Contraindicaciones*: Cáncer de mama, antecedentes de trombosis, enfermedad hepática.
- Antifúngicos :
  - *Precauciones*: Evite beber alcohol con ciertos antifúngicos orales.
  - *Contraindicaciones*: Alergia al agente antifúngico.
- Antibióticos :
  - *Precauciones*: vigile los signos de alergia, las interacciones con otros medicamentos (por ejemplo, anticonceptivos orales).
  - *Contraindicaciones*: Alergias conocidas, ciertas enfermedades hepáticas o renales.
- Medicación para la endometriosis :
  - *Precauciones*: Vigilancia ósea en determinados tratamientos prolongados.
  - *Contraindicaciones*: Embarazo, lactancia, problemas hepáticos.

- Medicamentos para el SOP :
    - *Precauciones*: Control de los efectos secundarios, control de los niveles de azúcar en el caso de la metformina.
    - *Contraindicaciones*: Insuficiencia renal para la metformina.
- Bifosfonatos :
    - *Precauciones*: Riesgo de osteonecrosis de la mandíbula, tomar con el estómago vacío.
    - *Contraindicaciones*: Trastornos esofágicos, insuficiencia renal grave.
- Prostaglandinas :
    - *Precauciones* : Utilizar bajo supervisión médica.
    - *Contraindicaciones*: Alergia, ciertas afecciones preexistentes.
- Antagonistas de la GnRH :
    - *Precauciones*: Riesgo de osteoporosis con el uso prolongado.
    - *Contraindicaciones*: Embarazo, alergias.
- Inmunomoduladores :
    - *Precauciones*: Vigile la función hepática.
    - *Contraindicaciones*: Alergia al principio activo.

Debe tenerse en cuenta que esta lista dista mucho de ser exhaustiva y sólo representa una visión general. La medicación siempre debe ser prescrita por un profesional sanitario que tendrá en cuenta el historial médico completo del paciente, así como las posibles interacciones entre medicamentos. Debe animarse a los pacientes a hacer preguntas a su médico o farmacéutico y a informar de cualquier efecto secundario o síntoma inusual.

Capítulo 10

LA RELACIÓN PACIENTE-FAMILIA

La importancia de la familia en el proceso de atención

La importancia de la familia en el proceso asistencial es un aspecto esencial y a menudo pasado por alto que influye profundamente en la recuperación y el bienestar del paciente. He aquí una exploración en profundidad de este papel crucial:

La familia es mucho más que un simple grupo de individuos unidos por lazos de sangre o legales. Es un complejo entramado de relaciones, experiencias compartidas y emociones. En el contexto médico, la familia puede desempeñar una serie de papeles significativos, que tienen un profundo impacto en la atención del paciente.

1. Apoyo emocional :
   • La presencia de un ser querido puede proporcionar un consuelo muy necesario durante la hospitalización o el tratamiento. Saber que alguien se preocupa, compartir recuerdos o simplemente sentir el calor de una mano familiar puede marcar una gran diferencia en el bienestar emocional del paciente.
2. Comunicación :
   • Los familiares pueden ayudar al personal asistencial a comprender mejor las necesidades, preocupaciones y preferencias del paciente, sobre todo cuando éste es incapaz de comunicarse eficazmente.
3. Decisión médica :
   • En situaciones en las que el paciente no puede tomar decisiones con conocimiento de causa, la familia suele desempeñar el papel de responsable de la toma de decisiones, basándose en su conocimiento de los deseos y valores del paciente.
4. Atención domiciliaria :
   • Una vez que el paciente ha regresado a casa, la familia se convierte a menudo en el principal

114

proveedor de cuidados. Ya sea administrando la medicación, cambiando un vendaje o simplemente ayudando en las tareas cotidianas, la familia es un actor central en el proceso de curación.

5. Detección precoz :
   * Los miembros de la familia, debido a su proximidad, a menudo pueden darse cuenta de los primeros signos de un problema de salud o de complicaciones, y permitir así una intervención rápida.

6. Educación :
   * La familia puede ser un recurso para educar a los pacientes sobre su enfermedad, su tratamiento o los comportamientos que deben adoptar para mejorar su salud.

7. Perspectiva cultural :
   * En muchas culturas, la familia desempeña un papel central en todos los aspectos de la vida, incluida la salud. Respetar y comprender estos lazos es esencial para proporcionar una atención adecuada y eficaz.

La familia es un pilar esencial del proceso asistencial. Desempeñan un papel central no sólo en el bienestar emocional del paciente, sino también en los aspectos prácticos y de toma de decisiones de los cuidados. Reconocer e integrar este papel puede mejorar enormemente la calidad de los cuidados y la satisfacción del paciente.

Gestión de las expectativas y preocupaciones familiares

Gestionar las expectativas y preocupaciones de la familia cuando un ser querido está sometido a tratamiento médico es una danza delicada, que combina ciencia, compasión y psicología. El hospital, con sus pasillos inmaculados y su atmósfera estéril, puede parecer a menudo un laberinto

115

confuso para quienes no están familiarizados con su funcionamiento. Para la familia, cada pitido de un monitor, cada susurro entre profesionales sanitarios, cada cambio, por pequeño que sea, puede ser fuente de preocupación.

En el centro de esta situación está la comunicación. Hablar abierta y honestamente, pero con sensibilidad, es esencial. Las familias buscan la verdad, pero también la esperanza. Por eso, cuando se comparte información, ésta debe ser clara, libre de jerga médica compleja y respetuosa con las emociones de los seres queridos. El objetivo no es sólo contar lo que ocurre, sino también explicar por qué y cómo.

Pero la comunicación no es una calle de sentido único. Escuchar es igual de vital. Escuchar las preocupaciones, los miedos e incluso las esperanzas de la familia nos ayuda a comprender mejor sus necesidades y a ajustar los cuidados en consecuencia. Es en estos momentos de escucha cuando los profesionales sanitarios pueden captar los matices de las expectativas familiares, que no siempre se expresan explícitamente.

Al mismo tiempo, la educación desempeña un papel importante. Las familias suelen tener sed de comprensión. Proporcionándoles los recursos educativos adecuados y guiándoles a través de talleres o sesiones informativas, les damos las herramientas para comprender mejor la situación, lo que a su vez puede aliviar parte de su ansiedad.

También es esencial reconocer que cada familia, como cada individuo, es única. Sus reacciones emocionales, creencias, tradiciones y rituales deben respetarse y tenerse en cuenta en el proceso de atención. A veces, ofrecer un espacio tranquilo donde la familia pueda retirarse, o sugerir la participación de especialistas para proporcionar apoyo psicosocial, puede marcar una gran diferencia.

En última instancia, gestionar las expectativas y preocupaciones de la familia es un acto de equilibrio que requiere tanto habilidad técnica como humanidad. Es un viaje que los profesionales sanitarios y las familias emprenden juntos, apoyándose mutuamente para lograr el objetivo común del bienestar del paciente.

Comunicación eficaz con familiares

La comunicación eficaz con los familiares es una habilidad fundamental para cualquier profesional sanitario. Resulta aún más crucial en ámbitos como la maternidad y la ginecología, donde las emociones pueden verse exacerbadas y lo que está en juego es especialmente importante. Las personas cercanas a la paciente, ya sean parejas, familiares o amigos, desempeñan un papel fundamental en su apoyo y bienestar.
A la hora de comunicarse con ellos, hay varios principios clave que pueden guiar un enfoque empático e informado:

- **Escucha activa:** Antes de hablar, es esencial escuchar. Si comprende las preocupaciones, los temores y las esperanzas de sus seres queridos, podrá ajustar su mensaje y abordar los temas delicados con tacto.
- **Claridad y sencillez: Aunque resulte** tentador utilizar jerga médica, es mejor optar por términos sencillos y comprensibles. El objetivo es que el mensaje no sólo se oiga, sino que también se entienda.
- **Honestidad:** Los seres queridos se merecen la verdad, incluso cuando sea difícil de oír. Esto no significa ser tajante, sino encontrar un equilibrio entre honestidad y compasión.
- **Validación de las emociones:** Los sentimientos de los seres queridos son reales y válidos. Reconocerlos,

117

nombrarlos y validarlos puede ayudar a construir una relación de confianza.

- **Implicación:** Los familiares deben sentirse implicados en las decisiones que conciernen al paciente. Esto significa mantenerles informados, responder a sus preguntas y consultarles cuando proceda.

- **Proporcionar recursos:** Dirigir a los seres queridos a información adicional, ya sean folletos, páginas web o grupos de apoyo, puede ayudarles a comprender y gestionar mejor la situación.

- **Información regular:** La situación de un paciente puede cambiar. Por eso es esencial mantener una comunicación abierta y regular con las personas cercanas al paciente, manteniéndolas informadas de los progresos, cambios o posibles complicaciones.

- **Gestión de conflictos:** A veces los familiares pueden estar en desacuerdo con el plan de cuidados o con la forma en que se están gestionando las cosas. En estos casos, es importante adoptar un enfoque tranquilo y racional, escuchar sus preocupaciones y buscar un terreno común.

- **Empatía:** Más que ninguna otra cosa, la empatía es la clave. Ponerse en el lugar de sus seres queridos, comprender su perspectiva y sentir realmente con ellos es esencial para una comunicación sincera y auténtica.

Comunicarse eficazmente con los seres queridos es a la vez un arte y una ciencia. Es un viaje de humanidad, de escuchar y compartir, en el que cada interacción cuenta. Es forjando fuertes vínculos con los seres queridos como los profesionales sanitarios pueden ofrecer una atención verdaderamente holística y centrada en el paciente.

Capítulo 11

SALUD MATERNA MUNDIAL

Comparación de la atención obstétrica en diferentes países

La atención obstétrica varía considerablemente de un país a otro, influida por factores culturales, socioeconómicos, políticos y tecnológicos. Una comparación de la atención obstétrica en distintos países revela tanto disparidades como similitudes en el enfoque y la práctica.

Países desarrollados :
- Estados Unidos:
    - Sistema sanitario basado principalmente en seguros privados.
    - El acceso a la atención prenatal y postnatal está muy desarrollado, pero a menudo es caro.
    - Elevado uso de cesáreas, a veces por razones no médicas.
    - Acceso a tecnología punta y servicios especializados.
- Reino Unido:
    - El NHS (Servicio Nacional de Salud) proporciona asistencia sanitaria gratuita, incluida la atención a la maternidad.
    - Fuerte presencia de comadronas en el seguimiento del embarazo y el parto.
    - Un enfoque menos intervencionista que en otros países occidentales.
- Francia :
    - Un sistema sanitario universal, con la mayoría de los costes cubiertos por la Seguridad Social.
    - La importancia de la atención médica durante el embarazo, con un seguimiento regular.
    - Disponibilidad de centros de maternidad para un enfoque más natural.

Países en desarrollo :
- India :
  - Mezcla de servicios públicos y privados.
  - Progresos en la reducción de la mortalidad materna, pero sigue habiendo problemas en las zonas rurales.
  - Aumento de las cesáreas en los hospitales privados urbanos.
- Nigeria :
  - Elevada tasa de mortalidad materna, especialmente en zonas remotas.
  - Falta de recursos, sobre todo en las zonas rurales.
  - Las tradiciones y creencias locales pueden influir en las decisiones obstétricas.
- Brasil:
  - Tasa muy elevada de cesáreas, sobre todo en los hospitales privados.
  - Modernización de las infraestructuras médicas en las zonas urbanas.
  - Iniciativas para promover el parto natural y reducir las intervenciones innecesarias.

Tendencias mundiales :
- **Uso creciente de la tecnología:** Desde los ultrasonidos hasta la monitorización digital, la tecnología desempeña un papel cada vez más central, incluso en los países con pocos recursos.
- **Un cambio hacia una atención centrada en el paciente:** Reconocimiento de la importancia de la autonomía de las mujeres y de su participación activa en la toma de decisiones.
- **Sensibilización sobre los derechos de salud reproductiva:** El acceso a una atención obstétrica de calidad se considera un derecho humano fundamental.

Aunque cada país tiene sus propios retos y enfoques de la atención obstétrica, existe un movimiento mundial para mejorar la calidad de la atención y tener en cuenta los deseos y necesidades de las mujeres.

Los retos de la salud materna en países de bajos recursos

La salud materna es un indicador clave del bienestar general y del desarrollo de una nación. En los países con pocos recursos, los retos de la salud materna son especialmente graves y críticos. En estos retos influyen factores socioeconómicos, culturales, políticos y de infraestructuras. Echemos un vistazo más de cerca a algunos de estos retos.

1. Acceso limitado a la asistencia sanitaria :
   * Muchas mujeres viven en zonas remotas sin fácil acceso a los centros sanitarios.
   * El mal estado de las carreteras, la falta de transporte y la lejanía de los centros sanitarios pueden disuadir a las mujeres de buscar atención prenatal y postnatal.
2. Falta de recursos médicos :
   * Los hospitales y las clínicas suelen estar mal equipados, con escasez de medicamentos esenciales, equipos y suministros.
   * Hay escasez de personal sanitario y, a menudo, de especialistas, como ginecólogos o pediatras.
3. Calidad variable de la atención :
   * La formación inadecuada del personal sanitario, la falta de normas y protocolos y la falta de supervisión pueden comprometer la calidad de la atención prestada.
4. Problemas socioculturales :
   * Ciertos tabúes y creencias culturales pueden obstaculizar el acceso a los cuidados de maternidad,

como la creencia de que es preferible el parto en casa o la vergüenza asociada a ciertas complicaciones.

- A menudo, las decisiones sobre la salud de una mujer pueden estar influidas por los miembros mayores de la familia o por el marido, más que por la propia mujer.

5. Costes prohibitivos :
- Incluso cuando hay atención disponible, los costes pueden ser prohibitivos para muchas familias, lo que les disuade de buscar atención médica.

6. Falta de educación y concienciación :
- Muchas mujeres no tienen acceso a una educación básica y, por lo tanto, no están informadas sobre las mejores prácticas en materia de salud reproductiva y maternal.

7. Cuestiones políticas y de gobernanza :
- En algunas regiones, la falta de voluntad política, la corrupción o la inestabilidad pueden obstaculizar la aplicación de programas e iniciativas eficaces de salud materna.

8. Emergencias y conflictos :
- Los conflictos, los desplazamientos de población y las emergencias pueden perturbar gravemente el acceso a la atención materna y agravar los riesgos para las mujeres embarazadas.

9. Cuestiones de derechos humanos :
- En determinados contextos, las mujeres pueden estar expuestas a prácticas nocivas como el matrimonio precoz, la mutilación genital femenina o la discriminación de género, que tienen un impacto directo en su salud materna.

10. Salud sexual y reproductiva :
- El acceso limitado a los anticonceptivos, la falta de educación sexual y las altas tasas de embarazos no deseados también contribuyen a los retos de la salud materna.

Ante estos grandes retos, es crucial adoptar un enfoque holístico para mejorar la salud materna en los países con pocos recursos, centrándose en la educación, las infraestructuras, el acceso a la atención, la formación del personal médico y la concienciación de la comunidad.

La importancia de solidaridad internacional

La solidaridad internacional desempeña un papel fundamental en la configuración de nuestro mundo actual. En una época en la que las fronteras parecen cada vez más porosas, en la que los problemas de un país pueden convertirse rápidamente en crisis mundiales, esta solidaridad no es sólo un noble ideal, sino una necesidad pragmática. Veamos más de cerca la importancia de la solidaridad internacional:

1. Interdependencia global: En la era de la globalización, los países están más interconectados que nunca. Ya sea en el comercio, las finanzas, la tecnología o el medio ambiente, las acciones (o inacciones) en una región pueden tener repercusiones en otra, a veces a miles de kilómetros de distancia.

2. Responder a las crisis humanitarias: Las catástrofes naturales, los conflictos armados y las epidemias no conocen fronteras. La solidaridad internacional permite movilizar rápidamente recursos, competencias y tecnologías para responder eficazmente a estas emergencias.

3. Combatir la desigualdad: Aunque la prosperidad mundial ha aumentado, la desigualdad persiste, tanto dentro de los países como entre ellos. La solidaridad internacional pretende equilibrar estas disparidades, garantizando que todo el mundo, independientemente de su nacimiento, tenga acceso a oportunidades equivalentes.

4. Promover la paz: Al reforzar los lazos entre las naciones y fomentar la comprensión mutua, la solidaridad internacional puede desempeñar un papel preventivo en los conflictos y contribuir a la consolidación de la paz.

5. Protección del medio ambiente: Los problemas medioambientales como el cambio climático, la pérdida de biodiversidad y la contaminación marina son intrínsecamente transnacionales. Requieren una acción concertada y una solidaridad sin precedentes entre los países si se quieren abordar con eficacia.

6. Erradicación de enfermedades : Las epidemias pueden propagarse rápidamente a escala mundial. La solidaridad internacional, a través de organizaciones como la OMS, permite coordinar la prevención, el tratamiento y la erradicación de las enfermedades.

7. Compartir conocimientos e innovación: Al trabajar juntos, los países pueden compartir las mejores prácticas, las innovaciones tecnológicas y los avances científicos, acelerando el progreso para todos.

8. Fortalecer los derechos humanos: La solidaridad internacional desempeña un papel esencial en la promoción y protección de los derechos humanos, garantizando que no se ignoren las injusticias y ofreciendo apoyo a las poblaciones oprimidas.

9. Desarrollo sostenible: Los Objetivos de Desarrollo Sostenible (ODS) de las Naciones Unidas, que persiguen un futuro mejor y más sostenible para todos, se basan en el principio de solidaridad global.

10. Expresión de valores compartidos: Más allá de los beneficios prácticos, la solidaridad internacional refleja valores compartidos de empatía, respeto y justicia, recordándonos a todos nuestra humanidad común.

En última instancia, la solidaridad internacional no es sólo una estrategia; es una expresión de nuestra responsabilidad colectiva como habitantes de este planeta.

En un mundo que se enfrenta a retos sin precedentes, es esta solidaridad la que puede guiarnos hacia un futuro más equilibrado, justo y armonioso.

Capítulo 12

ASPECTOS CULTURALES Y ESPIRITUALES

Tener en cuenta las diferencias culturales

Tener en cuenta las diferencias culturales es una habilidad esencial, sobre todo en ámbitos como la asistencia sanitaria, donde la relación entre el profesional y el paciente está en el centro de la atención. En obstetricia y ginecología, esto es tanto más relevante cuanto que estas especialidades médicas tocan aspectos muy íntimos de la vida de las mujeres, en los que las creencias, tradiciones y prácticas culturales desempeñan un papel importante.

En un mundo globalizado en el que los movimientos de población son habituales, una unidad de maternidad o una sala de ginecología pueden recibir pacientes de diversos orígenes culturales. Estas diferencias pueden influir no sólo en la forma en que las pacientes perciben su salud, sino también en sus expectativas de atención médica, su forma de comunicarse e incluso su umbral del dolor.

1. Respeto y apertura mental : El primer paso es reconocer y aceptar que cada cultura tiene sus propios valores, creencias y prácticas. Lejos de ser obstáculos, estas diferencias deben verse como oportunidades para aprender y ofrecer una atención más personalizada.

2. Comunicación: Las barreras lingüísticas pueden ser un reto importante. Puede ser necesario recurrir a intérpretes o a herramientas de traducción. Pero más allá del idioma, es importante comprender los matices culturales en la comunicación: el contacto visual, la distancia física, los gestos... todo ello puede tener significados diferentes en las distintas culturas.

3. Consentimiento informado: Las nociones de autonomía y toma de decisiones pueden variar. En algunas culturas, por ejemplo, las decisiones médicas pueden ser tomadas por otros miembros de la familia y no por la propia paciente.

4. Creencias y prácticas tradicionales: Ciertos rituales o creencias pueden influir en la forma en que una paciente percibe una enfermedad, un embarazo o un tratamiento. Al comprender estas creencias, el profesional sanitario puede ofrecer una atención más adecuada y evitar malentendidos.

5. Enfoque holístico: Algunas culturas pueden tener una visión más holística de la salud, incorporando aspectos espirituales, emocionales y sociales. Estas perspectivas pueden integrarse en el plan de cuidados para lograr un enfoque más holístico.

6. Modestia e intimidad: Las nociones de modestia varían enormemente de una cultura a otra. Es esencial ser consciente de ello, sobre todo en una especialidad en la que los exámenes físicos pueden ser muy íntimos.

7. Formación y educación continua: La formación intercultural debe ser parte integrante de la educación médica. Puede ayudar a los profesionales a anticipar y gestionar los retos culturales con competencia y sensibilidad.

8. Comentarios: Animar a los pacientes a que compartan sus experiencias y preocupaciones puede aportar información valiosa para mejorar la atención.

En resumen, tener en cuenta las diferencias culturales no es sólo una cuestión de respeto o de amplitud de miras; es un componente esencial de una asistencia de calidad. Al integrar la diversidad cultural en la práctica médica, podemos esperar no sólo reducir las desigualdades sanitarias, sino también proporcionar una atención más empática, personalizada y eficaz.

La espiritualidad en el proceso asistencial

La espiritualidad, a menudo interrelacionada pero distinta de la religión, es un componente profundo de la experiencia humana que da sentido y propósito a la vida, conectando a los individuos consigo mismos, con los demás, con la naturaleza y, para algunos, con un poder superior. En el ámbito de la asistencia sanitaria, sobre todo en especialidades íntimas como la obstetricia y la ginecología, tener en cuenta la espiritualidad puede desempeñar un papel crucial en la forma en que los pacientes experimentan la salud, la enfermedad, la curación e incluso el parto.

1. Reconocimiento de la dimensión espiritual: Cada individuo tiene su propia espiritualidad, ya sea reconocida formalmente a través de una religión o manifestada de forma más sutil a través de creencias, valores y prácticas personales. Los profesionales sanitarios deben reconocer esta dimensión en sus pacientes y comprender cómo puede influir en sus experiencias.

2. Espiritualidad y salud: Numerosos estudios han demostrado que la espiritualidad puede tener efectos beneficiosos sobre la salud, ya sea fortaleciendo el sistema inmunológico, mejorando el bienestar emocional u ofreciendo consuelo y resistencia ante la enfermedad.

3. Respeto y sensibilidad: Es crucial tratar con respeto las creencias y prácticas espirituales de los pacientes. Para algunos, ciertos procedimientos o decisiones médicas pueden entrar en conflicto con sus creencias espirituales, y es esencial manejar estas situaciones con gran sensibilidad.

4. Integración en el plan de cuidados: Las necesidades espirituales de los pacientes pueden integrarse en el plan de cuidados. Esto podría implicar, por ejemplo, habilitar un espacio para la oración, recibir a un asesor espiritual en el hospital o adaptar los cuidados para respetar las creencias espirituales del paciente.

5. Apoyo en tiempos difíciles: Los momentos de crisis, como un diagnóstico difícil, una pérdida perinatal o una intervención quirúrgica importante, pueden sacudir la espiritualidad de una persona. Ofrecer apoyo espiritual en esos momentos puede ser un salvavidas para muchos pacientes.

6. Formación de los profesionales : **La** formación intercultural e interreligiosa puede preparar a los profesionales sanitarios para comprender y respetar las necesidades espirituales de sus pacientes. Esto no sólo les hace más empáticos, sino también más eficaces en su función.

7. Límites y referencias: Aunque tener en cuenta la dimensión espiritual es esencial, los profesionales sanitarios también deben reconocer sus propios límites. Si se sienten abrumados o en desacuerdo con las creencias de un paciente, puede ser prudente recurrir a un especialista en atención espiritual.

Para muchas personas, la espiritualidad es un pilar de sus vidas, que les ofrece consuelo, dirección y resistencia. Al reconocer e integrar esta dimensión en el proceso asistencial, los profesionales pueden ofrecer una atención más holística, respetuosa y adaptada a las necesidades más profundas de sus pacientes.

Apoye rituales y tradiciones

Los rituales y las tradiciones ocupan un lugar central en la vida de muchas personas, marcando hitos, ofreciendo consuelo y reforzando los lazos comunitarios. En el contexto de la maternidad-ginecología, reconocer y apoyar estas prácticas puede ser esencial para proporcionar una atención respetuosa y holística.

1. Comprender la diversidad de prácticas :
Cada cultura, religión y familia puede tener sus propios rituales y tradiciones en relación con el embarazo, el parto, la maternidad e incluso los cuidados ginecológicos. Los profesionales sanitarios deben estar informados y abiertos a esta diversidad.

2. La importancia del diálogo :

El diálogo con la paciente y su familia es crucial. Ayuda a comprender sus deseos, creencias y necesidades rituales, y a adaptar los cuidados en consecuencia.

3. Ritual de bienvenida :

Muchas culturas tienen ceremonias o rituales para dar la bienvenida a un nuevo niño a la comunidad o a la familia. Los profesionales sanitarios pueden ayudar a facilitar estos rituales, ya sea reservando un espacio en el hospital o adaptando el horario de atención.

4. Tradiciones en torno al luto :

En caso de pérdida perinatal o diagnóstico difícil, es esencial comprender y respetar los rituales de duelo propios de la cultura o religión del paciente. Esto puede implicar ritos funerarios, oraciones u otras ceremonias.

5. Apoyar las tradiciones alimentarias :

Algunas tradiciones o religiones pueden tener requisitos o restricciones dietéticas específicas para la madre después del parto. Reconocer y tener en cuenta estas necesidades puede desempeñar un papel crucial en el bienestar de la paciente.

6. Rituales ginecológicos :

Algunas culturas tienen tradiciones o rituales relacionados con la menstruación, la menopausia u otros aspectos de la atención ginecológica. Los profesionales deben ser conscientes de estas prácticas para proporcionar una atención respetuosa y adecuada.

7. Formación continua :

La formación intercultural de los profesionales sanitarios es esencial para que puedan reconocer, comprender y apoyar los rituales y tradiciones de sus pacientes. Esta formación debería ser una parte estándar de la formación en maternidad-ginecología.

8. Trabajar con los líderes de la comunidad :

Los líderes religiosos o comunitarios pueden ser excelentes recursos para informar y orientar a los profesionales sanitarios sobre rituales y tradiciones específicos.

Al integrar un enfoque que respete los rituales y las tradiciones, los profesionales de la maternidad y la ginecología pueden ofrecer una atención más individualizada, holística y profundamente humana. Este reconocimiento genera confianza, fomenta una mejor comunicación y enriquece la experiencia asistencial global de la paciente y su familia.

Capítulo 13

ASPECTOS JURÍDICOS Y ÉTICOS

Derechos de los pacientes

Los cuidados de maternidad y ginecología son un asunto delicado e íntimo para la paciente. Por ello, debe abordarse respetando los derechos fundamentales de cada individuo. Comprender y promover los derechos de las pacientes es esencial para garantizar una atención de alta calidad, digna y respetuosa.

1. Derecho a la información :
Todo paciente tiene derecho a ser informado de forma clara y comprensible sobre su estado de salud, las intervenciones propuestas, los beneficios y riesgos asociados y las posibles alternativas.

2. Consentimiento informado :
No se puede llevar a cabo ningún procedimiento u operación médica sin el consentimiento libre e informado del paciente. Este consentimiento podrá ser retirado en cualquier momento.

3. Derecho a la confidencialidad :
Toda la información relativa a la paciente, a su estado de salud y a los cuidados que ha recibido debe permanecer confidencial. Sólo podrán acceder a ella los profesionales sanitarios directamente implicados en su atención, a menos que ella decida lo contrario.

4. Respeto a la integridad física y moral :
Todos los pacientes tienen derecho a ser tratados con dignidad, respeto y sin discriminación. Deben ser protegidos contra cualquier forma de violencia o abuso.

5. Derecho a rechazar el tratamiento :
La paciente tiene derecho a rechazar total o parcialmente cualquier tratamiento, aunque ello pueda tener

consecuencias para su salud. Debe ser informada de estas consecuencias.

6. Acceso a los historiales médicos :
La paciente tiene derecho a acceder a todo su expediente médico y a obtener una copia.

7. Derecho a la continuidad de la atención :
Toda paciente tiene derecho a recibir una atención continua y coherente, adaptada a sus necesidades.

8. El derecho a la manutención :
En las salas de maternidad, las pacientes tienen derecho a estar acompañadas por la persona de su elección durante las consultas, los exámenes y, en la medida de lo posible, durante el parto.

9. Derecho a presentar una denuncia :
Si la paciente considera que no se han respetado sus derechos o si ha sufrido algún perjuicio, tiene derecho a presentar una queja ante el establecimiento sanitario o las autoridades competentes.

10. Respeto por las creencias y los valores :
Las creencias religiosas, culturales y morales del paciente deben respetarse en la medida en que no comprometan la calidad y la seguridad de la asistencia.

11. Derecho a una segunda opinión :
Todo paciente tiene derecho a pedir a otro profesional sanitario una segunda opinión sobre su enfermedad o el tratamiento propuesto.

12. Participación en la toma de decisiones :
Los pacientes deben participar en las decisiones relativas a su salud y cuidados, como parte de un enfoque de colaboración con los profesionales sanitarios.

Promover y respetar estos derechos es fundamental para establecer una relación de confianza entre los pacientes y los profesionales sanitarios, y para garantizar una atención de alta calidad y centrada en la persona.

Confidencialidad y privacidad

La maternidad y la ginecología tratan temas profundamente íntimos y delicados, por lo que la confidencialidad y el respeto a la intimidad de las pacientes son primordiales. La atención en esta área de la medicina requiere un cuidado y una sensibilidad especiales para garantizar que las pacientes se sientan seguras, respetadas y escuchadas.

1. El concepto de confidencialidad :
La confidencialidad es la piedra angular de la relación de confianza entre el paciente y el profesional sanitario. Garantiza que cualquier información revelada en el curso de un tratamiento médico quede estrictamente entre el paciente y el profesional sanitario, a menos que la ley estipule lo contrario.

2. Privacidad en el hospital :
Incluso en un entorno hospitalario, donde a veces se comparte el espacio, debe respetarse la intimidad del paciente. Esto incluye la intimidad durante el tratamiento, pero también la protección de sus datos personales.

3. Comunicación de información médica :
La información relativa al estado de salud de la paciente, los tratamientos propuestos o cualquier otro aspecto de su atención sólo podrá compartirse con su consentimiento, salvo en circunstancias excepcionales definidas por la ley.

4. Historial médico :
Estos documentos contienen datos sensibles y deben conservarse de forma segura. Sólo los profesionales sanitarios directamente implicados en la atención del paciente deben tener acceso a ellos.

5. Discreción de los profesionales sanitarios :
Además de respetar la confidencialidad médica, los cuidadores deben adoptar una actitud discreta, evitando cualquier comentario o discusión inapropiada sobre los pacientes.

6. Consentimiento informado :
Antes de cualquier intervención o de compartir información, es esencial obtener el consentimiento informado de la paciente, para asegurarse de que comprende plenamente la situación.

7. Derechos digitales :
Con la evolución de la tecnología, cada vez se almacena más información médica de forma digital. Es crucial garantizar que estos datos estén protegidos contra el acceso no autorizado.

8. Privacidad después de la atención :
La confidencialidad no termina cuando el paciente abandona el hospital. Los cuidadores deben seguir respetando la intimidad del paciente en todas las situaciones, incluidas las conversaciones fuera del ámbito profesional.

9. Los retos que plantean los medios sociales :
En la era digital, los profesionales sanitarios deben tener especial cuidado con la forma en que comparten y discuten la información médica, incluso de forma anónima.

10. Educación y formación :
Es esencial que todo el personal médico y paramédico reciba una formación adecuada sobre la importancia de la confidencialidad y las mejores prácticas para garantizarla.

La confidencialidad y el respeto a la intimidad no son sólo obligaciones legales; están en el corazón de la atención de calidad en maternidad-ginecología. Garantizan una atención respetuosa, humana y adaptada a las necesidades de cada paciente.

Gestión de dilemas éticos

Al igual que otras disciplinas médicas, la maternidad y la ginecología se encuentran a menudo en la encrucijada de las cuestiones éticas. La complejidad de las situaciones, la mezcla de emociones, culturas y creencias, y el impacto potencial de las decisiones médicas en la vida de un individuo o de toda una familia hacen de ésta una especialidad especialmente sensible. Abordar y gestionar los dilemas éticos es, por tanto, una parte esencial de la formación y la práctica en este campo.

1. Definición de un dilema ético :
Un dilema ético surge cuando existe un conflicto entre dos o más valores morales o principios éticos en una situación dada, sin que exista una solución claramente mejor o adecuada.

2. Afrontar decisiones difíciles :
En maternidad y ginecología pueden surgir dilemas en cualquier momento, ya sea la decisión de practicar una cesárea, de gestionar un embarazo de alto riesgo o cuestiones relacionadas con la reproducción asistida.

3. La importancia de la comunicación :
El diálogo abierto y respetuoso con los pacientes, sus familias y entre profesionales es esencial si queremos navegar por las aguas a veces turbulentas de la ética.

4. Respeto de la autonomía del paciente :
Todo el mundo tiene derecho a tomar decisiones sobre su propia salud. Sin embargo, ¿cómo nos las arreglamos cuando estas decisiones parecen ir en contra del bienestar de la paciente o del feto?

5. No maleficencia y beneficencia :
Estos dos principios éticos fundamentales pueden entrar a veces en conflicto. Por ejemplo, ¿cómo equilibramos el deber de no hacer daño con el deseo de ayudar, especialmente cuando las intervenciones médicas pueden tener consecuencias inesperadas?

6. Justicia y equidad :
¿Cómo podemos garantizar que todos los pacientes reciban una atención equitativa, sobre todo en entornos donde los recursos son limitados?

7. Cuestiones culturales :
Las creencias y los valores culturales pueden influir en la percepción de la atención médica, los derechos de los pacientes y lo que se considera ético o no ético.

8. Marco jurídico y directrices clínicas :
Aunque la ley y las directrices pueden ofrecer cierta orientación, no siempre cubren los matices de los dilemas éticos. ¿Dónde está el límite entre la letra de la ley y el espíritu de la ética?

9. Formación ética :
La importancia de formar a los profesionales sanitarios para que reconozcan, comprendan y aborden los dilemas

éticos, utilizando herramientas como los comités de ética o los debates en grupo.

10. Apoyo emocional :

Afrontar dilemas éticos puede resultar emocionalmente agotador para los profesionales sanitarios. ¿Dónde y cómo puede buscar apoyo?

Abordar los dilemas éticos en maternidad y ginecología requiere no sólo una sólida formación clínica, sino también sensibilidad, empatía y capacidad para cuestionar las propias convicciones. Sólo un enfoque holístico, centrado en el paciente y basado en la colaboración puede ofrecer las mejores respuestas posibles en lo que a menudo son situaciones complejas.

Capítulo 14

SALUD
Y
SEGURIDAD
EN EL
TRABAJO

Prevención de infecciones

La prevención de infecciones en las unidades de maternidad y ginecología es un aspecto central de la atención al paciente, ya que garantiza la seguridad de las pacientes, de sus recién nacidos y de todo el personal médico. En un entorno en el que los pacientes suelen ser vulnerables, como las salas de partos o los quirófanos ginecológicos, la propagación de infecciones puede tener consecuencias desastrosas.

1. Antecedentes e importancia :
La maternidad y la ginecología, con sus procedimientos invasivos y su proximidad a los recién nacidos, presentan un alto riesgo de transmisión de infecciones. Estas infecciones pueden proceder del entorno, del personal de enfermería, de otras pacientes o incluso de la propia paciente.

2. Medidas de higiene estándar :
No se puede subestimar la importancia de lavarse las manos y utilizar guantes, mascarillas y delantales protectores. Estos sencillos gestos pueden reducir significativamente el riesgo de transmisión de agentes patógenos.

3. Esterilización y desinfección :
Cualquier instrumento o equipo que entre en contacto con el paciente debe esterilizarse o desinfectarse cuidadosamente para eliminar cualquier riesgo de infección.

4. Vigilancia de las infecciones nosocomiales :
Es esencial vigilar constantemente la aparición de infecciones nosocomiales, documentarlas y tratarlas rápidamente para evitar epidemias.

5. Vacunas :

Vacunar al personal, a los pacientes (cuando proceda) y a sus familias puede prevenir la propagación de ciertas enfermedades infecciosas.

6. Aislamiento :

Los pacientes que muestren síntomas de infección o que se sepa que son portadores de ciertas bacterias o virus deben ser aislados para proteger a los demás.

7. Gestión de residuos :

La eliminación adecuada de los residuos médicos, en particular de los objetos punzantes y los fluidos corporales, es crucial para prevenir la propagación de infecciones.

8. Formación y sensibilización :

Es vital formar regularmente al personal en buenas prácticas y mantenerlo al día de las últimas investigaciones y recomendaciones sobre la prevención de infecciones.

9. Protocolos post-exposición :

En caso de exposición accidental a fluidos corporales, es esencial disponer de protocolos claros para la gestión inmediata, la realización de pruebas y, si es necesario, el tratamiento profiláctico.

10. Colaboración interdisciplinar :

La prevención de infecciones requiere la colaboración entre obstetras, ginecólogos, enfermeras, microbiólogos y otros especialistas para garantizar un enfoque coherente y global.

Prevenir las infecciones en las unidades de maternidad y ginecología es un reto importante que requiere una vigilancia constante, formación continua y una estrecha colaboración entre los distintos agentes sanitarios. La aplicación de medidas preventivas estrictas no sólo protege a las pacientes y a su descendencia, sino que también garantiza un entorno de trabajo seguro para el personal médico.

Manipulación segura del equipo

La manipulación segura del material en las unidades de maternidad y ginecología es esencial para garantizar la seguridad de las pacientes, los recién nacidos y el personal médico. Estos equipos, ya sean desechables o reutilizables, deben manipularse con el máximo cuidado para evitar cualquier forma de contaminación o accidente.

1. Conocimientos y formación :
Antes de manipular cualquier equipo, es esencial recibir la formación adecuada. Conocer el equipo, cómo utilizarlo, sus características específicas y las precauciones de uso es el primer paso hacia una manipulación segura.

2. Higiene rigurosa :
Las manos deben lavarse y desinfectarse a fondo antes y después de manipular cualquier equipo. En algunos casos, deberán utilizarse guantes estériles.

3. Comprobación previa al uso :
Todo el equipo debe ser inspeccionado en busca de defectos, signos de desgaste y contaminación antes de su uso.

4. Uso apropiado :
Cada pieza del equipo debe utilizarse únicamente para el fin previsto, para evitar cualquier riesgo de daños o lesiones.

5. Mantenimiento y revisión :
Los equipos reutilizables requieren un mantenimiento regular. Dependiendo de su naturaleza, esto puede incluir limpieza, desinfección, esterilización o revisiones técnicas.

6. Almacenamiento adecuado :
Los equipos deben almacenarse en condiciones óptimas, protegidos del polvo, la humedad y las variaciones de temperatura, y siempre al alcance de la mano para su uso inmediato.

7. Eliminación segura :
El material desechable u obsoleto debe eliminarse de forma segura, de acuerdo con las recomendaciones y normativas vigentes.

8. Formación continua :
El mundo de la medicina evoluciona constantemente. Por eso es fundamental que el personal reciba formación periódica sobre las nuevas tecnologías, las nuevas prácticas y las nuevas normas de seguridad.

9. Protocolos en vigor :
Deben establecerse protocolos estrictos para cada etapa de la manipulación del material, desde su recepción hasta su eliminación, para garantizar que se utiliza de forma coherente y segura.

10. Retroalimentación :
Fomentar un entorno en el que el personal pueda informar sin miedo de cualquier fallo o incidente del equipo, permitiendo así la mejora continua de las prácticas.

El manejo seguro de los equipos en maternidad y ginecología es un elemento clave para ofrecer una atención de calidad y garantizar al mismo tiempo la seguridad de todos. Un enfoque preventivo, la formación continua y una comunicación abierta son esenciales para garantizar que cada pieza del equipo se utiliza de forma óptima y segura.

Controlar el estrés y la fatiga

Trabajar en maternidad y ginecología es una profesión tan gratificante como exigente. La emoción de dar la bienvenida a una nueva vida se codea con el rigor de las intervenciones quirúrgicas y la delicadeza del tratamiento de diversas patologías. Todo ello, sumado a unos horarios de trabajo a menudo irregulares, puede provocar un estrés considerable y una fatiga acumulada. A continuación le explicamos cómo gestionar estos aspectos para preservar su salud mental y física, garantizando al mismo tiempo una atención óptima al paciente.

1. Reconocimiento y autoevaluación :
Es crucial reconocer los primeros signos de estrés y fatiga para poder actuar en consecuencia. Los dolores de cabeza, el aumento de la irritabilidad o los olvidos frecuentes pueden ser señales de alarma.

2. Planificación y pausas :
Organizar sus días y semanas con pausas regulares para relajarse, estirarse o incluso meditar, aunque sea brevemente, puede ayudarle a descomprimirse.

3. Nutrición e hidratación :
Una dieta equilibrada y una hidratación suficiente son esenciales para mantener estables los niveles de energía y controlar el estrés.

4. Actividades físicas :
Incluso el ejercicio moderado libera endorfinas, las hormonas del bienestar que ayudan a combatir el estrés y la fatiga.

5. Áreas de diálogo :
Disponer de foros de debate, ya sea con colegas, superiores o asesores, le permite expresar sus sentimientos y obtener apoyo.

6. Sueño reparador :
Dar prioridad al sueño es esencial. Puede ser beneficioso trabajar en su higiene del sueño y optar por rituales relajantes antes de acostarse.

7. Técnicas de relajación :
Aprender y practicar técnicas como la meditación, el yoga o la respiración profunda puede ayudar a reducir el estrés.

8. Formación continua :
Participar en cursos de formación sobre la gestión del estrés y la fatiga puede proporcionar herramientas prácticas adaptadas al entorno médico.

9. Establecer límites :
Es esencial saber decir no cuando es necesario, delegar ciertas tareas y aceptar que no se puede hacer todo.

10. Búsqueda del equilibrio :
Lograr un equilibrio entre el trabajo y la vida personal, dedicar tiempo a los seres queridos y a las aficiones, ayuda a recargar las pilas y a mantener una actitud positiva.

11. Apoyo profesional :
En algunos casos, consultar a un profesional de la salud, como un psicólogo o un coach, puede ser beneficioso para desarrollar estrategias de gestión del estrés y la fatiga.

Gestionar el estrés y la fatiga en maternidad y ginecología requiere una concienciación proactiva, una planificación cuidadosa y un compromiso con el autocuidado.

149

Reconocer los retos específicos de este campo y adoptar estrategias para afrontarlos no sólo garantiza el bienestar de la enfermera, sino también una mejor atención al paciente.

Capítulo 15

COLABORACIÓN INTERPROFESIONAL

Trabajar con médicos, matronas y otros profesionales sanitarios

En el vibrante y multidimensional mundo de la maternidad y la ginecología, la colaboración fluida entre los distintos profesionales sanitarios es esencial. Cada uno aporta su experiencia, su perspectiva, y de esta sinergia nace una asistencia de calidad, impregnada de humanidad y eficacia.

1. Entender los roles :
Cada profesional tiene una formación y unos conocimientos específicos. Comprender las funciones de médicos, matronas, enfermeras, auxiliares de cuidados, anestesistas, etc. es el primer paso para garantizar una colaboración armoniosa.

2. Comunicación abierta :
La clave de un equipo eficaz es una comunicación clara y regular. Compartir observaciones, preocupaciones y recomendaciones de forma constructiva ayuda a garantizar una atención óptima al paciente.

3. Respeto mutuo :
Reconocer el valor de cada miembro del equipo y respetar su experiencia garantiza un entorno de trabajo tranquilo y positivo.

4. Formación interprofesional :
Participar en cursos de formación conjuntos con otros profesionales sanitarios puede reforzar la cohesión del equipo y mejorar la comprensión mutua de funciones y responsabilidades.

5. Retroalimentación constructiva :
Animarnos los unos a los otros, compartir los comentarios positivos, pero también debatir los aspectos susceptibles

de mejora, significa que podemos crecer juntos y mejorar constantemente.

6. Decisión colectiva :
Para los casos complejos, la organización de reuniones multidisciplinares en las que cada profesional aporte su punto de vista garantiza una toma de decisiones equilibrada.

7. Coordinación de los cuidados :
Garantizar una transferencia de información eficaz entre los equipos durante los cambios de turno o los traslados de pacientes es vital para la continuidad de la atención.

8. Conocimiento de los protocolos :
Mantenerse al corriente de los protocolos vigentes y asegurarse de que todo el equipo está en la misma longitud de onda en cuanto a los procedimientos a seguir.

9. Gestión de conflictos :
Si surgen desacuerdos, es esencial abordarlos con una mentalidad abierta, en el mejor interés del paciente, y encontrar soluciones constructivas.

10. Intercambio de experiencias :
Compartir anécdotas, éxitos e incluso fracasos nos permite aprender unos de otros y enriquecer nuestra práctica profesional.

11. Reforzar los vínculos fuera del trabajo :
Organizar eventos de equipo fuera del contexto profesional puede reforzar los lazos, fomentar un mejor entendimiento mutuo y crear un ambiente de equipo muy unido.

La esencia misma de la maternidad-ginecología reside en el cuidado holístico de la mujer, desde la concepción hasta la menopausia. Cada profesional desempeña un papel vital en este viaje, y es juntos, con respeto mutuo y colaboración, como podemos ofrecer la mejor atención posible.

Comunicación y delegación eficaces

La maternidad y la ginecología es un mundo en el que la toma de decisiones rápida, precisa y juiciosa es crucial. En el centro de esta dinámica se encuentran dos habilidades esenciales para cualquier profesional sanitario: la comunicación y la delegación.
La comunicación: un arte y una ciencia

- **Escuchar activamente:** No basta con oír, sino que hay que escuchar activamente para comprender lo que no se dice, percibir las preocupaciones y anticiparse a las necesidades.
- **Claridad y concisión:** En un entorno en el que cada segundo cuenta, transmitir la información de forma clara y concisa puede marcar la diferencia.
- **Retroalimentación:** Garantizar una retroalimentación constante ayuda a confirmar la comprensión mutua y a identificar las áreas de mejora.
- **Mente abierta:** Respetar las opiniones de los demás, aunque difieran de las nuestras, enriquece los debates y a menudo conduce a mejores soluciones.
- **Comunicación no verbal:** Los gestos, la entonación y el lenguaje corporal a menudo transmiten tanta o más información que las propias palabras.

Delegar para maximizar
- **Conocimiento de las habilidades:** Saber lo que cada miembro del equipo es capaz de hacer es esencial si se quiere delegar con eficacia.

- **Confianza:** Delegar implica confiar en otra persona para llevar a cabo una tarea. Cultivar esta confianza refuerza los lazos dentro del equipo.
- **Claridad de las expectativas:** Al delegar una tarea, es esencial ser preciso sobre lo que se espera en términos de resultados.
- **Seguimiento:** Delegar no significa "olvidarse". Un seguimiento regular garantiza que todo va según lo previsto y ofrece la oportunidad de prestar apoyo si es necesario.
- **Reconocimiento:** Reconocer un trabajo bien hecho anima al miembro del equipo y refuerza la dinámica positiva.
- **Retroalimentación constructiva:** Si se cometen errores, es esencial discutirlos de forma constructiva, evitando culpar a nadie y centrándose en las lecciones que hay que aprender.

En el vertiginoso entorno de la maternidad y la ginecología, la comunicación y la delegación son aliados inestimables. Estas habilidades, cuando se perfeccionan y se ponen en práctica, no sólo garantizan una atención óptima al paciente, sino que también refuerzan la cohesión del equipo, creando un entorno de trabajo armonioso y eficaz.

La importancia del trabajo en equipo

En un departamento tan dinámico y sensible como el de maternidad y ginecología, el trabajo en equipo trasciende su simple definición para convertirse en la columna vertebral de cualquier intervención de éxito. Es la manifestación viva de la sinergia, donde las habilidades combinadas de los individuos se multiplican para crear un todo poderoso.

Una orquesta armoniosa

Imagine una orquesta. Cada músico es experto en su propio instrumento, pero es la coordinación, la sincronización y la armonía entre ellos lo que crea una magnífica melodía. Del mismo modo, en maternidad-ginecología, cada profesional - ya sea enfermera, médico, matrona o técnico - aporta su propia experiencia única. Pero es su capacidad para trabajar juntos, comunicarse eficazmente y apoyarse mutuamente lo que garantiza la mejor atención a las pacientes.

Los pilares del trabajo en equipo

- **Confianza mutua:** La confianza es la savia de cualquier equipo. Permite a cada miembro confiar en sus colegas, sabiendo que darán lo mejor de sí mismos en su área de especialización.

- **Comunicación abierta:** Un intercambio de información transparente y constante evita malentendidos y facilita la toma de decisiones con conocimiento de causa.

- **Habilidades complementarias:** Cada profesional aporta una habilidad única y es esta diversidad la que permite abordar todas las facetas de una situación determinada.

- **Apoyo mutuo:** En los momentos de tensión, saber que puede contar con el apoyo de sus colegas marca la diferencia. Sube la moral y fomenta una actitud proactiva.

- **Aprendizaje continuo:** El mundo de la medicina cambia constantemente. Trabajar en equipo nos permite compartir nuevos conocimientos y adaptarnos rápidamente a las innovaciones.

- **Celebración colectiva:** Celebrar los éxitos en equipo refuerza la cohesión y crea un sentimiento de pertenencia.

Un impacto mensurable

La verdadera prueba de la eficacia de un equipo reside en sus resultados. En maternidad-ginecología, un sólido trabajo en equipo se traduce en intervenciones más rápidas, menos errores médicos, mejor atención al paciente y, en definitiva, una mejor experiencia para todos, incluidos los propios profesionales sanitarios.

La importancia del trabajo en equipo en maternidad-ginecología es inestimable. Es la clave de una atención excepcional, de experiencias gratificantes para los profesionales y de resultados positivos para las pacientes. Un equipo muy unido es mucho más que la suma de sus partes; es el corazón palpitante de cualquier servicio de maternidad-ginecología próspero.

Capítulo 16

TÉCNICAS COMPLEMENTARIAS EN MATERNIDAD Y GINECOLOGÍA

Fisioterapia pélvica

La fisioterapia pélvica, a veces poco conocida por el público en general, es una especialidad de la fisioterapia centrada en el tratamiento y la prevención de los trastornos musculoesqueléticos y funcionales del suelo pélvico. Es relevante tanto para mujeres como para hombres, ya que aborda una serie de cuestiones a menudo delicadas pero cruciales para la calidad de vida.

Una anatomía compleja
El suelo pélvico es una estructura muscular formada por varias capas que se extienden desde el pubis hasta el cóccix. Sostiene los órganos pélvicos, como la vejiga, el intestino y el útero (en las mujeres). Su integridad es esencial para garantizar la continencia urinaria y fecal, así como una función sexual y reproductiva saludable.
Indicaciones de la fisioterapia pélvica

La fisioterapia pélvica puede estar indicada para :
- **Incontinencia**: urinaria o fecal.
- Disfunción del suelo pélvico: prolapso, dolor.
- **Dolor pélvico**: puede estar relacionado con diversas causas como la endometriosis, infecciones, cirugía, etc.
- **Dispareunia**: dolor durante el coito.
- **Rehabilitación posparto**: para ayudar a la recuperación tras el parto.
- **Problemas posquirúrgicos**: tras una histerectomía, prostatectomía, etc.
- **Problemas masculinos**: dolor testicular, posprostatectomía.

Técnicas comunes
- **Biorretroalimentación**: Esta técnica utiliza electrodos para medir la actividad muscular,

proporcionando al paciente y al terapeuta información en tiempo real sobre la función muscular.

- **Electroestimulación**: Ayuda a fortalecer los músculos o a reducir el dolor.
- **Terapia manual**: Palpación y manipulación suave para mejorar la movilidad y la función.
- **Ejercicios específicos**: Fortalecimiento, estiramiento y relajación de los músculos pélvicos.

La sensibilidad del sujeto

No se puede negar que la zona pélvica es una zona íntima y a menudo tabú. Por ello, la fisioterapia pélvica requiere mucha delicadeza en la comunicación, una escucha atenta y un respeto absoluto por el pudor de la paciente.

La fisioterapia pélvica es un valioso campo de la rehabilitación, que ofrece a las pacientes soluciones no invasivas y especializadas para diversas afecciones. Su papel es esencial, no sólo para restablecer la función, sino también la confianza y el bienestar general.

Acupuntura en obstetricia

La acupuntura, una disciplina milenaria derivada de la medicina tradicional china, ha atravesado los siglos y los continentes para convertirse gradualmente en parte integrante de la asistencia sanitaria occidental. En obstetricia, esta técnica, que se centra en equilibrar las energías y regular las funciones corporales, ofrece una alternativa o complemento a la medicina convencional, respondiendo a una demanda creciente de enfoques más naturales y menos invasivos.

Los principios fundamentales

La acupuntura se basa en la idea de que la energía vital, el Qi (pronunciado "tchi"), circula por el cuerpo a través de los meridianos. Los desequilibrios u obstrucciones en esta circulación pueden provocar enfermedades o síntomas. Mediante la inserción de finas agujas en puntos precisos del cuerpo, el acupuntor trata de restablecer este equilibrio y promover la salud y el bienestar.

La acupuntura en los cuidados perinatales

Varios estudios han explorado la eficacia y seguridad de la acupuntura en obstetricia. He aquí algunas áreas en las que la acupuntura se utiliza con frecuencia:

- **Náuseas y vómitos durante el embarazo**: Se sabe que ciertos puntos de acupuntura reducen estos síntomas frecuentes durante el primer trimestre.
- **Dolor de parto**: la acupuntura puede ofrecer un tratamiento alternativo o complementario del dolor durante el parto, sobre todo para las mujeres que desean evitar o minimizar el uso de fármacos analgésicos.
- **Parto diferido**: Puede utilizarse para animar a las mujeres que han superado el período de gestación a ponerse de parto.
- **Posición fetal inadecuada**: La acupuntura, a menudo combinada con la moxibustión (una técnica que utiliza el calor de una hierba llamada artemisa), puede ayudar a girar a los fetos en presentación podálica.
- **Dolor posparto**: Puede ayudar a aliviar el dolor después del parto, ya sea debido a una cesárea, una episiotomía o un dolor muscular.
- **Depresión posparto**: Varios estudios sugieren que la acupuntura podría desempeñar un papel en el tratamiento de la depresión posparto.

Seguridad

La acupuntura, cuando la llevan a cabo profesionales formados y con experiencia, suele considerarse segura. No obstante, es esencial que informe siempre a su médico o matrona de cualquier tratamiento adicional que esté considerando o al que se someta.

La acupuntura en obstetricia ilustra el encuentro entre la sabiduría ancestral y la ciencia moderna. Como opción de tratamiento no farmacológico, ofrece a las mujeres embarazadas y a las nuevas madres soluciones para superar los retos físicos y emocionales de la maternidad. Aunque la investigación sigue explorando y definiendo su papel, muchas mujeres ya dan testimonio de sus beneficios.

El papel de la dietética y la nutrición

En el mundo de la maternidad y la ginecología, la nutrición es de vital importancia. Desde el deseo de quedarse embarazada hasta el posparto, pasando por la prevención y el tratamiento de ciertas patologías ginecológicas, la dietética desempeña un papel central.

Bases sólidas para el diseño
Incluso antes de la concepción, una dieta equilibrada puede influir en la fertilidad. Para las parejas con dificultades para concebir, los cambios en la dieta pueden ayudar a veces a optimizar las posibilidades de embarazo. Los ácidos grasos omega-3, el zinc, el selenio y ciertas vitaminas, por ejemplo, son esenciales para la salud reproductiva.

Nutrición durante el embarazo: alimentar a dos personas
El embarazo es una época de mayores necesidades nutricionales. La futura madre no sólo debe satisfacer sus propias necesidades, sino también las de su bebé en desarrollo. Una carencia de folato, por ejemplo, puede provocar defectos del tubo neural en el feto. Del mismo

modo, una dieta rica en hierro puede prevenir la anemia, frecuente durante el embarazo. Un aumento de peso adecuado, siguiendo recomendaciones precisas, también ayuda a prevenir complicaciones obstétricas.

Dietética al servicio de la ginecología
Dentro del espectro ginecológico, la dieta también tiene algo que decir. Las mujeres que padecen el síndrome de ovario poliquístico (SOP) pueden beneficiarse de una dieta adaptada al control de sus síntomas. Del mismo modo, una dieta rica en fitoestrógenos puede ayudar a reducir los síntomas de la menopausia.

Después del parto: recuperación y lactancia
El periodo posparto es una época exigente para el cuerpo de la mujer. Una dieta equilibrada facilita la recuperación tras el parto y asegura una lactancia óptima para las que están amamantando. Las necesidades calóricas y de nutrientes, como el calcio y las vitaminas, aumentan durante la lactancia.

El papel de la dietética y la nutrición en la maternidad y la ginecología es fundamental. La dieta influye no sólo en el bienestar de la mujer a lo largo de su vida, sino también en la salud de la siguiente generación. Los profesionales sanitarios de la maternidad y la ginecología tienen la responsabilidad de hacer hincapié en esta importancia y de orientar a las mujeres hacia opciones alimentarias sanas y adaptadas a cada etapa de su vida reproductiva.

Capítulo 17

EL IMPACTO DE LA TECNOLOGÍA Y TELEMEDICINA

Utilización del equipo vigilancia a distancia

Los avances tecnológicos han transformado radicalmente la atención médica. Entre las principales innovaciones se encuentran los dispositivos de monitorización a distancia, que se han convertido en esenciales para el seguimiento de embarazos y patologías ginecológicas. Estos dispositivos permiten una mayor capacidad de respuesta, un seguimiento personalizado y la optimización de la vía asistencial.

Telemonitorización durante el embarazo
El embarazo, aunque natural, es una etapa en la que la monitorización de la madre y el feto es vital. La televigilancia, o monitorización a distancia, desempeña aquí un papel crucial. Mediante sensores y dispositivos portátiles, es posible controlar en tiempo real los parámetros vitales de la madre y los movimientos o la frecuencia cardiaca del feto. Para los embarazos de alto riesgo, esta tecnología representa un gran avance, ya que permite alertar rápidamente a los profesionales sanitarios en caso de anomalía.

Seguimiento postoperatorio en ginecología
Tras una intervención ginecológica, la monitorización a distancia permite un seguimiento más estrecho de las pacientes. Ya sea controlando la temperatura, la frecuencia cardiaca, la tensión arterial o cualquier otro parámetro, estos dispositivos reducen el tiempo de hospitalización al tiempo que garantizan la máxima seguridad.

Mejores herramientas de comunicación
Más allá de la simple monitorización, estos dispositivos ofrecen una mejor comunicación entre el paciente y el equipo sanitario. A través de aplicaciones específicas, los pacientes pueden comunicar sus sensaciones, dolores o

preocupaciones y recibir una respuesta rápida. Esta comunicación mejorada es tranquilizadora y contribuye al bienestar del paciente.

Hacia una medicina personalizada
La gran fuerza de la monitorización a distancia reside en su capacidad para personalizar la atención. Cada mujer es única y su embarazo o estado de salud requieren una atención a medida. Con un flujo continuo de información, los equipos médicos pueden ajustar los tratamientos y las intervenciones en función de los datos reales y actualizados.

Los dispositivos de monitorización a distancia en maternidad y ginecología son mucho más que un simple avance tecnológico; representan una revolución en la forma de enfocar y gestionar los cuidados. Al situar a la paciente en el centro del proceso y proporcionar a los profesionales sanitarios las herramientas adecuadas, estas innovaciones mejoran la calidad, la seguridad y la eficacia de la atención prestada.

Consultas virtuales

En un mundo cada vez más digitalizado, las consultas virtuales han ganado en popularidad y están firmemente establecidas en el panorama médico. En maternidad y ginecología, este nuevo enfoque de la medicina ofrece una solución innovadora a los retos actuales, al tiempo que satisface las necesidades de los pacientes.

La aparición de las consultas virtuales
Con el auge de la tecnología y de Internet de alta velocidad, la teleconsulta y el teleasesoramiento empezaron a hacer su aparición. Utilizadas en un principio para compensar la falta de especialistas en determinadas

regiones, estas consultas a distancia se extendieron rápidamente a muchas especialidades, incluida la ginecología.

Múltiples beneficios
- **Accesibilidad**: Para las mujeres que viven en zonas remotas, el acceso a un ginecólogo u obstetra ya no es un quebradero de cabeza. Pueden consultar a un especialista desde casa sin tener que recorrer largas distancias.
- **Flexibilidad**: Un horario de trabajo flexible le permite adaptarse a agendas apretadas, lo que facilita la concertación de citas.
- **Reducción de la ansiedad**: Algunas pacientes se sienten más cómodas hablando de sus problemas ginecológicos desde la seguridad e intimidad de su propio hogar.

¿Y el examen clínico?
Una de las principales preocupaciones de las consultas ginecológicas virtuales es la ausencia de un examen clínico. Aunque el diálogo permite abordar muchos temas, algunos casos requieren una consulta física. Sin embargo, la consulta virtual puede servir como primer paso, permitiendo dirigir a la paciente al profesional adecuado o tranquilizarla rápidamente sobre una preocupación.

La importancia del equipamiento tecnológico
La calidad de la consulta virtual depende en gran medida del equipo utilizado. Las cámaras HD, los micrófonos de alta calidad y las conexiones fiables a Internet son esenciales para garantizar una consulta sin problemas. Además, las plataformas utilizadas deben ser seguras para garantizar la confidencialidad de los datos médicos.

¿Medicina para el futuro?
Aunque las consultas virtuales no pueden sustituir por completo a las consultas físicas, son un complemento

esencial de la medicina moderna. En maternidad y ginecología, ofrecen un seguimiento más regular, un acceso más fácil a la asistencia y un enfoque médico más integrador.

Las consultas virtuales en maternidad y ginecología representan el futuro de la relación médico-paciente. Refuerzan el vínculo de confianza, al tiempo que ofrecen una solución práctica adaptada a las realidades del mundo actual. Al combinar tecnología y experiencia médica, son una herramienta inestimable para garantizar una atención de calidad a todas las mujeres.

El futuro de la tecnología en Maternidad y Ginecología

La maternidad y la ginecología, campos médicos ya de por sí ricos en innovación, siguen evolucionando gracias a la tecnología. Esta alianza entre medicina y tecnología está dando forma a un futuro en el que los cuidados son más personalizados, más precisos y más accesibles. Echemos un vistazo a las tendencias y perspectivas tecnológicas que transformarán la maternidad y la ginecología en los próximos años.

1. Personalización gracias a la inteligencia artificial
El creciente uso de la inteligencia artificial (IA) está permitiendo analizar grandes conjuntos de datos para detectar patrones y tendencias. En ginecología y obstetricia, esto podría significar una mejor predicción de los riesgos para la madre y el niño, la detección precoz de anomalías y una gestión más eficaz de los embarazos de alto riesgo.

2. Telemedicina 2.0

Además de las consultas virtuales, en el futuro podrían desarrollarse "clínicas virtuales". Equipadas con dispositivos avanzados de telepresencia, permitirían realizar exámenes clínicos a distancia, combinando la facilidad de una consulta en línea con el rigor de un examen en consulta.

3. Wearables y monitorización continua

Los dispositivos para llevar puestos, como relojes y pulseras conectados, podrían equiparse con sensores específicos para controlar continuamente parámetros esenciales durante el embarazo: frecuencia cardiaca fetal, movimientos fetales, contracciones uterinas, etc. Estos datos podrían transmitirse en tiempo real a los profesionales sanitarios.

4. Cirugía asistida por robot

Es probable que la cirugía asistida por robot, ya disponible en algunos hospitales, sea cada vez más precisa y accesible. Ofrece una visión tridimensional y una mayor maniobrabilidad, lo que podría hacer que determinados procedimientos ginecológicos fueran más seguros y menos invasivos.

5. Realidad virtual y aumentada

Estas tecnologías podrían utilizarse para formar a los profesionales sanitarios, pero también para preparar y tranquilizar a los pacientes antes de una operación o un parto, ofreciéndoles una inmersión realista en lo que van a experimentar.

6. Bioimpresión 3D

La tecnología de impresión en 3D podría utilizarse para crear modelos anatómicos precisos, o incluso órganos o tejidos para investigación o trasplantes.

7. Secuenciación genómica y medicina personalizada

Con el descenso de los costes y los avances en la secuenciación del ADN, es concebible que cada paciente pueda beneficiarse de una medicina verdaderamente personalizada, adaptada a su perfil genético.

El futuro de la tecnología en maternidad y ginecología promete mejorar no sólo la calidad de la atención sino también la experiencia de las pacientes. Estos avances, en sinergia con las habilidades humanas de los profesionales sanitarios, allanan el camino hacia una nueva era en la que la medicina y la tecnología trabajen codo con codo por el bienestar de las mujeres en todas las etapas de su vida.

Capítulo 18

EL ENFOQUE CENTRADO EN EL PACIENTE

Promover la autonomía del paciente

La autonomía de la paciente en la atención sanitaria, y en particular en el ámbito de la maternidad y la ginecología, es una cuestión crucial y de actualidad. Respetar la autonomía de la mujer no consiste sólo en tomar decisiones médicas; abarca toda su experiencia asistencial y su derecho a la información, la libertad de elección y el respeto por su cuerpo y sus valores.

1. La educación como fundamento
El primer paso hacia la autonomía es la educación. Los pacientes necesitan estar debidamente informados sobre sus opciones, los riesgos y beneficios y las implicaciones de los distintos tratamientos o procedimientos. Los profesionales sanitarios desempeñan un papel esencial en esta educación presentando la información de forma clara y accesible.

2. Un diálogo abierto
Promover la autonomía significa escuchar activamente a los pacientes y respetar sus opiniones y preocupaciones. El diálogo debe ser bidireccional, permitiendo a los pacientes expresar sus dudas, temores y deseos en relación con su tratamiento.

3. La importancia del consentimiento informado
El consentimiento informado no es una mera formalidad administrativa. Es un proceso continuo de intercambio de información, que garantiza que la paciente ha comprendido plenamente las implicaciones y consecuencias de su decisión, y que la ha tomado libremente y sin presiones externas.

4. Herramientas de autogestión
Los avances tecnológicos, en particular las aplicaciones y plataformas en línea, pueden ayudar a los pacientes a

controlar sus síntomas, gestionar su medicación e incluso conectar con comunidades de apoyo. Estas herramientas refuerzan su papel activo en su cuidado.

5. Respetar la diversidad
Cada mujer es única, con sus propias creencias, cultura y valores. Promover la autonomía también significa respetar esta diversidad, adaptar el enfoque médico en consecuencia y garantizar que cada paciente se sienta comprendida y respetada.

6. Autonomía a través de la continuidad
Incluso después de una operación, la paciente debe seguir implicada en su propio cuidado. Esto significa participar en la elaboración de su plan de cuidados postoperatorios, comprender las recomendaciones que se le hagan y ser animada a comunicar cualquier anomalía.

La autonomía de la paciente en maternidad y ginecología no consiste sólo en tomar decisiones médicas. Es un enfoque integral, diseñado para situar a las mujeres en el centro de su atención, respetándolas como personas y animándolas a hacerse cargo de su propia salud. Es una transformación cultural necesaria para que la medicina sea más humana y respetuosa.

Toma de decisiones compartida

La toma de decisiones compartida (TDC) es un enfoque colaborativo en el que el profesional sanitario y la paciente trabajan juntos para tomar una decisión informada sobre los cuidados, el tratamiento o la intervención. Aunque este enfoque es pertinente en todos los campos de la medicina, es especialmente importante en maternidad-ginecología, donde cada mujer se enfrenta a decisiones que pueden influir no sólo en su salud, sino también en su vida familiar, social y emocional.

1. El contexto de la PDP en las clínicas de maternidad y ginecología

La maternidad y la ginecología son terreno fértil para la PDP. Ya se trate de decidir el tipo de parto, elegir métodos anticonceptivos o plantearse una intervención quirúrgica, cada decisión tiene profundas implicaciones para el cuerpo y la vida de las mujeres.

2. Los beneficios del PDP

- **Mayor confianza:** Cuando los pacientes participan activamente en el proceso de toma de decisiones, tienden a tener más confianza en sus profesionales sanitarios y en la decisión final.
- **Atención personalizada:** La PDP tiene en cuenta las preferencias, los valores y las circunstancias individuales de cada paciente.
- **Mejor adherencia al tratamiento:** Los pacientes que comprenden y aceptan un plan de tratamiento tienen más probabilidades de seguirlo correctamente.

3. ¿Cómo se establece un PDP?

- **Escucha activa: Los** profesionales sanitarios deben escuchar atentamente las preocupaciones y los deseos de los pacientes.
- **Proporcionar información clara:** Es crucial ofrecer información relevante, comprensible y equilibrada sobre las distintas opciones.
- **Facilite la reflexión:** dé a los pacientes tiempo para pensar, hacer preguntas e incluso consultar otras fuentes u opiniones si es necesario.
- **Utilice herramientas de apoyo a la toma de decisiones: los** folletos, vídeos o aplicaciones pueden ser útiles para explicar las opciones y sus ventajas e inconvenientes.

4. Los retos del PDP
- **Tiempo:** La PDP puede llevar más tiempo que las consultas tradicionales. Sin embargo, los beneficios en términos de satisfacción del paciente y atención eficaz merecen la pena.
- **Formar a los profesionales: No** todos los profesionales sanitarios están formados en este enfoque. Pueden ser necesarios programas de formación para establecer una cultura de PDP.

La toma de decisiones compartida en maternidad-ginecología es un enfoque que sitúa a la mujer en el centro del proceso de toma de decisiones, respetando sus valores, preferencias y derechos. Requiere una escucha atenta, una comunicación transparente y un respeto mutuo entre el profesional sanitario y la paciente. En un campo tan íntimo y personal como la maternidad y la ginecología, la PDP es un enfoque no sólo deseable, sino esencial.

Sensibilización sobre los derechos reproductivos

Los derechos reproductivos, que forman parte de los derechos humanos, se refieren a la capacidad de las personas para tener una vida sexual sana y decidir libre y responsablemente si quieren tener hijos, cuántos y cuándo. En maternidad y ginecología, el conocimiento de estos derechos es crucial, ya que afectan a la intimidad, la autonomía y la dignidad de las personas, especialmente de las mujeres.

1. Los fundamentos de los derechos reproductivos
- **Historia:** Desde las primeras luchas por la anticoncepción hasta el reconocimiento de los derechos reproductivos en la Conferencia Internacional sobre la Población y el Desarrollo de

1994, repasamos las etapas clave de este reconocimiento.

- **Principios fundamentales:** Estos derechos incluyen el derecho a la vida, a la libertad, a la integridad, a la educación y a la elección reproductiva.

2. Los componentes de los derechos reproductivos

- **Acceso a la información:** Toda persona tiene derecho a una educación sexual completa y basada en hechos.

- **Acceso a la atención sanitaria:** Esto incluye la anticoncepción, la atención prenatal, el parto seguro y el aborto seguro, cuando sea legal.

- **Vivir libre de violencia y discriminación:** Esto incluye el derecho a vivir libre de la mutilación genital femenina, el matrimonio forzado y la violencia de género.

3. Obstáculos a los derechos reproductivos

- **Factores socioculturales: Las** tradiciones, las normas religiosas o los estereotipos de género pueden restringir el acceso a los derechos reproductivos.

- **Factores económicos:** En muchos lugares, el acceso a los servicios de salud reproductiva está limitado por barreras económicas.

- **Factores políticos y jurídicos: Las** leyes restrictivas, la falta de políticas adecuadas o la falta de voluntad política pueden obstaculizar el ejercicio de los derechos reproductivos.

4. El papel de los profesionales sanitarios

- **Educación:** Los profesionales sanitarios de la maternidad y la ginecología deben proporcionar información clara y basada en pruebas.

- **Defensa:** Pueden desempeñar un papel crucial en la defensa de los derechos reproductivos, sobre todo influyendo en las políticas públicas.

- **Escucha y respeto :** Respetar la autonomía, las elecciones y la dignidad de los pacientes es fundamental.

5. Hacia una cultura de respeto e igualdad

La concienciación sobre los derechos reproductivos no se limita a las clínicas y los hospitales. Requiere una transformación social, en la que se respete la autonomía reproductiva y las personas puedan tomar decisiones informadas sin miedo a la discriminación, la violencia o la estigmatización.

La maternidad y la ginecología están en la frontera de los derechos reproductivos, lo que convierte a los profesionales sanitarios en actores clave en la defensa y promoción de estos derechos. La sensibilización no sólo contribuye a mejorar la calidad de la atención, sino también a construir una sociedad más justa e igualitaria.

Capítulo 19

SALUD MENTAL EN MATERNIDAD Y GINECOLOGÍA

Detectar los signos depresión posparto

La depresión posparto (DPP) es una forma de trastorno depresivo mayor que puede aparecer tras el nacimiento de un hijo. Es importante señalar que la DPP difiere de la "melancolía posparto", un estado temporal de tristeza, fatiga e inestabilidad emocional que puede aparecer unos días después del parto y que suele resolverse en una o dos semanas. La DPP, en cambio, es más profunda, persistente y puede tener un gran impacto en el bienestar de la madre y en la salud del niño.

1. Signos emocionales :
   - **Tristeza persistente:** Un sentimiento constante de tristeza o desesperación que no parece mejorar con el tiempo.
   - **Irritabilidad o ira:** Reacciones exageradas ante cosas pequeñas o irritación constante.
   - **Sentimientos de culpa o de inutilidad:** La madre puede sentir que no está a la altura de su trabajo o tener pensamientos negativos sobre sí misma como madre.
   - **Ansiedad o pánico:** Ansiedad intensa que puede manifestarse en ataques de pánico.
   - **Apatía:** Falta de interés o placer por las actividades cotidianas o el cuidado del bebé.
2. Signos físicos :
   - **Cambios en el apetito:** Tanto comer poco como comer demasiado pueden ser signos.
   - **Trastornos del sueño:** Dificultad para dormir incluso cuando el bebé está dormido o, por el contrario, dormir en exceso.
   - **Baja energía:** Sentirse constantemente cansado o agotado, incluso después de una buena noche de sueño.

3. Signos de comportamiento :
- **Retraimiento social:** Evitar a los amigos, la familia o incluso al bebé.
- **Dificultad para establecer una conexión con el bebé:** Puede tener dificultades para formar un vínculo o sentir afecto por el niño.
- Disminución de la capacidad para pensar con claridad o tomar decisiones: Puede sentirse abrumado por tareas sencillas o mostrarse indeciso.
- **Pensamientos de hacerse daño a sí misma o al bebé:** Estos pensamientos pueden variar en intensidad, pero siempre deben tomarse en serio.

4. La importancia de la detección precoz :
- **Consecuencias para la salud:** La DPP no tratada puede tener efectos a largo plazo en la salud mental y física de la madre y también puede afectar al desarrollo del niño.
- **Herramientas de detección:** Pueden utilizarse herramientas como la Escala de Edimburgo para evaluar los síntomas de la DPP.

Reconocer los signos de la depresión posparto es crucial para conseguir ayuda y apoyo para las nuevas madres. Con el tratamiento adecuado, ya sea terapia, medicación, apoyo o una combinación de estos enfoques, la mayoría de las mujeres con DPP pueden recuperarse por completo y disfrutar de la maternidad. Es esencial que los profesionales sanitarios, los familiares y los amigos estén informados y atentos a estos signos para poder proporcionar el apoyo necesario.

Controlar el estrés y la ansiedad vinculada a la fertilidad

La búsqueda de la fertilidad es un viaje cargado de emociones para muchas parejas e individuos. Los fracasos repetidos, las incertidumbres, las intervenciones médicas y las expectativas de la sociedad pueden contribuir a elevar los niveles de estrés y ansiedad. Es crucial reconocer el impacto emocional de estos retos y poner en marcha estrategias para gestionar estos sentimientos.

1. Reconocimiento de emociones :
El primer paso para controlar el estrés es reconocer que está ahí. Admitir que se siente ansioso, triste o frustrado no es un signo de debilidad. Es una reacción humana natural ante una situación difícil.

2. Información y educación :
Comprender los detalles y los procesos médicos relacionados con la fertilidad puede ayudar a reducir la ansiedad. La incertidumbre suele generar ansiedad, por lo que estar bien informada puede proporcionar cierta tranquilidad.

3. Apoyo psicológico :
Consultar a un terapeuta o consejero de fertilidad puede proporcionar un espacio seguro para explorar y gestionar emociones complejas. Pueden proporcionar herramientas y estrategias para gestionar el estrés.

4. Grupos de apoyo :
Unirse a un grupo de apoyo para personas con problemas de fertilidad puede ofrecer un sentimiento de comunidad. Compartir experiencias con otras personas que pasan por retos similares puede ser catártico.

5. Técnicas de relajación :
Técnicas como la meditación, el yoga, la respiración profunda y la atención plena pueden ayudar a calmar la mente y reducir el estrés. Estos métodos ayudan a centrar la atención en el momento presente, eliminando preocupaciones e inquietudes.

6. Cuidarse a sí mismo :
Es esencial darse tiempo para descansar y recargarse. Esto puede incluir leer, escuchar música, dar un paseo o cualquier otra actividad que le relaje y revitalice.

7. Comunicación con el socio :
Si está en una relación, es vital que se comunique abiertamente con su pareja sobre sus sentimientos y preocupaciones. Cada persona puede afrontar el estrés de forma diferente, y es esencial que se apoyen mutuamente.

8. Establecer límites :
Puede ser necesario poner límites a la búsqueda de información o a la discusión sobre la fertilidad para evitar la saturación emocional.

9. Reconsiderar las prioridades :
Puede ser útil reevaluar sus prioridades y preguntarse si continuar con el tratamiento es la mejor decisión para su bienestar emocional y físico.

La fertilidad es una experiencia emocional que puede provocar ansiedad y estrés. Sin embargo, si se adoptan las estrategias adecuadas y se busca el apoyo adecuado, es posible recorrer este camino con resiliencia y esperanza. Cada persona es única, y lo que funciona para una persona puede no funcionar para otra. Así que es esencial encontrar lo que mejor funciona para su situación personal.

Apoyo a los pacientes a través de traumas pasados

El recorrido sanitario de una paciente, sobre todo en ámbitos tan íntimos como la maternidad y la ginecología, suele estar entrelazado con experiencias y emociones pasadas que pueden influir profundamente en su percepción de la atención actual. Para algunas mujeres, estas experiencias incluyen traumas pasados, ya sean físicos, emocionales o psicológicos, que pueden reactivarse durante las interacciones médicas.

Cuando una mujer entra en una clínica o en un hospital, trae consigo no sólo síntomas físicos, sino todas sus experiencias, recuerdos y emociones. Para las pacientes que han sufrido un trauma, incluso un simple examen puede evocar sensaciones o recuerdos dolorosos. Por lo tanto, es esencial que los profesionales sanitarios adopten un enfoque atento y centrado en la paciente y estén formados para reconocer y responder a los signos de angustia traumática.

Establecer una relación de confianza es el primer paso. La comunicación abierta es esencial. Haga preguntas, escuche activamente y cree un entorno en el que la paciente se sienta segura, respetada y validada en sus sentimientos. Esto puede significar tomarse unos minutos más para explicar un procedimiento, pedir permiso antes de emprender un examen u ofrecer a la paciente opciones sobre cómo se le va a prestar la atención.

También es vital trabajar con otros especialistas cuando sea necesario. Los terapeutas, consejeros u otros profesionales de la salud mental pueden ofrecer un apoyo esencial y estrategias para ayudar a la paciente a gestionar sus reacciones emocionales y superar su trauma.
Además, es fundamental ser paciente y flexible. Cada mujer es única, y lo que funciona para una paciente puede no ser adecuado para otra. Ofrecer alternativas, estar abierto a los comentarios y adaptar el enfoque a las necesidades específicas de cada mujer es esencial.

Ayudar a los pacientes a superar traumas pasados requiere un enfoque holístico que reconozca la complejidad y la interconexión del cuerpo y la mente. Como profesionales sanitarios, tenemos el deber no sólo de tratar las dolencias físicas, sino también de proporcionar un espacio seguro, respetuoso y afectuoso para ayudar a los pacientes a sanar de forma holística.

Capítulo 20

FERTILIDAD E INFERTILIDAD

Los fundamentos de la reproducción humana

La reproducción humana es un proceso complejo, fascinante y elegante que permite la perpetuación de nuestra especie. Comprender sus fundamentos es esencial no sólo para los profesionales de la salud, sino para todo individuo preocupado por su propio cuerpo y su salud reproductiva. He aquí una visión general fluida y no segmentada de este maravilloso viaje.

Todo empieza con las células germinales, las células especializadas responsables de la reproducción. En los hombres, adoptan la forma de espermatozoides, producidos por los testículos a partir de la pubertad y durante toda la vida. En las mujeres, adoptan la forma de ovocitos, que están presentes en número limitado desde el nacimiento y comienzan a madurar y a liberarse a intervalos regulares a partir de la pubertad.

La primera etapa de la reproducción es el encuentro de estas dos células. Durante el coito, millones de espermatozoides son liberados en la vagina. Sólo los más resistentes consiguen atravesar el cuello del útero y llegar a la trompa de Falopio, donde puede encontrarse un ovocito listo para la fecundación.

Si se produce la fecundación, el nuevo embrión inicia un viaje de varios días por las trompas de Falopio hasta llegar al útero. Durante este tiempo, se divide y se desarrolla rápidamente. A su llegada al útero, el embrión intenta implantarse en la pared uterina, un proceso conocido como implantación. Si la implantación tiene éxito, esto marca el inicio oficial del embarazo.
Pero la reproducción humana no se limita a la concepción. También abarca los nueve meses siguientes, durante los cuales el feto se desarrolla y se prepara para la vida fuera

del útero. Durante este periodo, el cuerpo de la mujer experimenta cambios radicales para apoyar esta nueva vida, desde el aumento del tamaño del útero hasta la preparación de las glándulas mamarias para la lactancia.

En la reproducción humana también influyen factores externos como la nutrición, el medio ambiente, el comportamiento y la genética. Todos estos factores pueden afectar a la capacidad de un individuo para concebir y llevar a término un embarazo.

Comprender los fundamentos de la reproducción humana es esencial, no sólo para quienes buscan concebir, sino para cualquiera que desee entender su propio cuerpo. En un mundo en el que la salud reproductiva suele ser objeto de debate y educación, tener una base sólida de conocimientos es más importante que nunca.

Gestión de la infertilidad

La infertilidad, definida como la incapacidad de una pareja para concebir tras un año de relaciones sexuales regulares sin anticonceptivos, es un reto al que se enfrentan muchas parejas. Más allá del aspecto médico, la infertilidad causa trastornos emocionales, psicológicos, sociales y a veces incluso culturales a las parejas afectadas. Adoptemos un enfoque no segmentado de este tema, para comprender mejor cómo afrontar este problema.

La primera etapa en el tratamiento de la infertilidad es el diagnóstico. Para ello, los médicos realizan una entrevista detallada con la pareja para conocer sus antecedentes médicos, quirúrgicos y ginecológicos, así como la frecuencia y regularidad de las relaciones sexuales. A continuación se realizan pruebas médicas para evaluar la calidad del esperma, la ovulación y la permeabilidad de las trompas de Falopio de la mujer, entre otros parámetros.

Una vez identificadas las causas, pueden proponerse varias opciones de tratamiento:

- **Tratamiento farmacológico**: A menudo se prescriben fármacos para estimular la ovulación en las mujeres o para mejorar la calidad del esperma en los hombres.
- **Inseminación artificial**: Esta técnica consiste en introducir esperma directamente en el útero de la mujer mientras está ovulando.
- **Fecundación in vitro (FIV)**: Consiste en recoger ovocitos de una mujer y esperma de un hombre, reunirlos en un laboratorio para favorecer la fecundación y transferir los embriones resultantes al útero de la mujer.
- **Cirugía**: A veces los problemas anatómicos pueden ser la causa de la infertilidad. En estos casos, puede ser necesaria la cirugía para corregir el problema.

Además del tratamiento médico, la atención psicológica es esencial. La infertilidad puede provocar sentimientos de vergüenza, culpabilidad, ansiedad y depresión. Es crucial ofrecer a las parejas apoyo psicológico para ayudarles a superar este difícil periodo.

Además, el tratamiento de la infertilidad no se limita a la pareja afectada. También implica a un equipo multidisciplinar formado por ginecólogos, andrólogos, biólogos, psicólogos y, en ocasiones, especialistas en ética, que colaboran estrechamente para ofrecer el mejor apoyo posible.

Por último, cuando se enfrentan a la infertilidad, muchas parejas también recurren a métodos complementarios como la acupuntura, la naturopatía o incluso la terapia de relajación, que pueden ayudarles a gestionar mejor el estrés asociado a esta prueba.

El tratamiento de la infertilidad es, por tanto, un proceso holístico que requiere un enfoque individualizado, combinando una atención médica avanzada con un sólido apoyo emocional y psicológico.

Avances tecnológicos en reproducción asistida

Los avances tecnológicos han transformado la forma en que la medicina aborda la reproducción asistida, ofreciendo esperanza y oportunidades a muchas parejas que se enfrentan a la infertilidad. En sólo unas décadas, el campo de la reproducción asistida ha progresado notablemente, gracias a los avances tecnológicos y a la investigación.

Al principio, la **inseminación artificial,** una técnica relativamente sencilla que consiste en introducir espermatozoides directamente en el útero, era el principal método propuesto. Con el tiempo, sin embargo, la **fecundación in vitro (FIV)** se convirtió en la técnica de elección, ya que permite fecundar un óvulo con un espermatozoide en el laboratorio.

A lo largo de los años, la FIV ha mejorado gracias a tecnologías como :
- **ICSI (inyección intracitoplasmática de espermatozoides)**: Esta técnica, introducida en la década de 1990, permite inyectar un único espermatozoide directamente en el óvulo, lo que aumenta considerablemente las posibilidades de fecundación, sobre todo en parejas con problemas de fertilidad masculina.

- **Diagnóstico genético preimplantacional (DGP)**: Permite examinar los embriones para detectar determinadas anomalías genéticas antes de transferirlos al útero. Este avance ha dado a las parejas de riesgo la oportunidad de dar a luz a niños sanos.

- **Criopreservación**: La posibilidad de congelar y conservar ovocitos, espermatozoides y embriones ha revolucionado la reproducción asistida. Ha permitido a las mujeres posponer el parto si así lo desean, y también ha posibilitado la conservación de gametos antes de tratamientos como la quimioterapia.

- **Técnicas avanzadas de diagnóstico por imagen**: Se han optimizado los ultrasonidos y otras técnicas de diagnóstico por imagen, lo que permite una mejor visualización y un seguimiento preciso del desarrollo folicular y embrionario.

- **Entorno de cultivo del embrión**: Se han introducido mejoras en los medios de cultivo, reproduciendo de forma óptima las condiciones necesarias para que el embrión maximice su potencial de desarrollo.

Los avances no se detienen ahí. La inteligencia artificial y el aprendizaje automático también empiezan a encontrar su lugar en el mundo de la reproducción asistida, ya sea para mejorar la selección de embriones o para predecir los resultados de los tratamientos.

De este modo, la combinación de biología, tecnología e ingeniería no sólo ha aumentado las tasas de éxito de los tratamientos de reproducción asistida, sino que también ha reforzado nuestra comprensión de los mecanismos que subyacen a la concepción humana. Sin duda, las parejas futuras se beneficiarán de aún más innovaciones a medida que la ciencia y la tecnología sigan evolucionando juntas.

Capítulo 21

LA MENOPAUSIA Y MÁS ALLÁ

Comprender cambios hormonales

Las hormonas desempeñan un papel fundamental en la regulación de muchos procesos fisiológicos del cuerpo humano. Actúan como mensajeros químicos que transmiten instrucciones de una parte del cuerpo a otra, influyendo en muchos aspectos de nuestra salud, estado de ánimo e incluso comportamiento. En particular, los cambios hormonales son cruciales en distintas etapas de la vida, como la pubertad, el ciclo menstrual, el embarazo y la menopausia.

1. La pubertad :
Se trata de un periodo de transición de la infancia a la edad adulta marcado por una serie de cambios físicos y emocionales. Esto se debe a un aumento de la producción de hormonas sexuales como el estrógeno en las niñas y la testosterona en los niños. Estas hormonas son responsables de la aparición de caracteres sexuales secundarios, como el desarrollo de los senos o el crecimiento de la barba.

2. Ciclo menstrual :
Las mujeres en edad fértil experimentan fluctuaciones hormonales mensuales. El ciclo está regulado principalmente por el estradiol, la progesterona, la hormona luteinizante (LH) y la hormona foliculoestimulante (FSH). Estas hormonas orquestan la preparación del útero para un posible embarazo y el proceso de ovulación.

3. Embarazo :
Durante este periodo, los niveles de hormonas como el estradiol, la progesterona y la hormona coriónica gonadotrófica (hCG) aumentan considerablemente. Estas hormonas favorecen el desarrollo del feto y preparan el cuerpo de la mujer para el parto y la lactancia.

4. Menopausia :
La menopausia, que suele producirse entre los 45 y los 55 años, se caracteriza por el cese de la producción de óvulos por parte de los ovarios y, por tanto, el fin de la menstruación. Durante esta transición, los niveles de estrógenos disminuyen gradualmente, lo que provoca síntomas como sofocos, sudores nocturnos y cambios de humor.

5. Otros cambios hormonales :
Además de las etapas vitales mencionadas, otras situaciones o condiciones, como el estrés, ciertas enfermedades o la toma de medicamentos, pueden influir en los niveles hormonales. Por ejemplo, el cortisol, a menudo llamado la "hormona del estrés", aumenta en respuesta a situaciones estresantes, ayudando al organismo a reaccionar ante un peligro o un desafío.

Es importante comprender que las hormonas están interconectadas en una red compleja. Un desequilibrio en una hormona puede repercutir en otras, afectando a diferentes sistemas del organismo. Es más, cada individuo puede reaccionar de forma diferente a las fluctuaciones hormonales, por lo que el seguimiento médico y la comprensión individualizada son esenciales para gestionar y tratar cualquier desequilibrio o síntoma asociado.

Tratamientos específicos
en esta etapa de la vida

Cada etapa de la vida de una mujer - la adolescencia, el embarazo, la menopausia y todo lo que hay entre medias - requiere una atención ginecológica y obstétrica específica. Estos cuidados son esenciales para garantizar que las mujeres mantengan una salud óptima durante toda su vida.

1. La adolescencia :
   - **Educación sexual:** Informar a las adolescentes sobre los cambios que se producen en su cuerpo, la menstruación, las infecciones de transmisión sexual y los métodos anticonceptivos.
   - **Vacunación:** La vacunación contra el virus del papiloma humano (VPH) puede ayudar a prevenir ciertos tipos de cáncer.
2. Periodo de procreación :
   - **Asesoramiento sobre anticoncepción:** Ayudar a las mujeres a elegir el método anticonceptivo que mejor se adapte a sus necesidades.
   - **Atención prenatal:** seguimiento del embarazo, detección de complicaciones y asesoramiento nutricional.
   - **Atención posparto:** apoyo a la lactancia, asesoramiento sobre la recuperación física y emocional tras el parto.
3. Menopausia :
   - **Asesoramiento y tratamiento:** Gestión de los síntomas relacionados con la menopausia, como los sofocos, el insomnio o la sequedad vaginal. Esto puede incluir la terapia hormonal sustitutiva.
   - **Osteoporosis:** En la menopausia aumenta el riesgo de osteoporosis. Los cuidados pueden incluir consejos sobre nutrición y ejercicio, así como medicación para fortalecer los huesos.
4. Atención ginecológica general :
   - **Cribado regular:** examen pélvico anual, frotis cérvico-vaginal para detectar cualquier anomalía.
   - **Cuidados específicos:** Tratamiento de infecciones, quistes ováricos, fibromas y otras afecciones ginecológicas.
5. Salud mental :
   - Los periodos de transición hormonal, como el embarazo o la menopausia, pueden asociarse a

trastornos del estado de ánimo. Puede requerirse apoyo psicológico, terapia o medicación.

6. Salud general :

- Las mujeres también deben beneficiarse de los cuidados generales, como los controles periódicos de la tensión arterial y el colesterol, y la detección del cáncer de mama.

La clave está en reconocer que cada periodo de la vida de una mujer presenta retos únicos que requieren cuidados y atención especiales. Un enfoque proactivo y una comunicación abierta con los profesionales sanitarios pueden garantizar un bienestar óptimo durante toda la vida.

Prevención de enfermedades en ginecología

Con el paso del tiempo, las mujeres atraviesan una serie de fases hormonales y fisiológicas que influyen en su bienestar general y su salud ginecológica. Estas fases, que incluyen la pubertad, el embarazo, la menopausia y el envejecimiento, pueden dar lugar a una serie de afecciones y enfermedades específicas. La prevención es la piedra angular para garantizar una salud óptima a lo largo de estas etapas.

1. Osteoporosis: Con la menopausia, el descenso de los niveles de estrógenos puede provocar una pérdida de masa ósea, lo que aumenta el riesgo de osteoporosis.

- **Prevención:** Una dieta rica en calcio y vitamina D, actividad física regular (especialmente entrenamiento con pesas) y, si es necesario, terapia hormonal sustitutiva.

2. Cáncer de mama: El riesgo aumenta con la edad.

- **Prevención:** mamografías periódicas, autoexploración mensual de las mamas y concienciación sobre los factores de riesgo.

3. Cáncer de endometrio y ovario: Estos cánceres son más frecuentes en mujeres posmenopáusicas.

- **Prevención:** ecografía pélvica y prueba CA-125 para las mujeres de riesgo, histerectomía u ooforectomía preventiva para las mujeres con mutaciones genéticas (como BRCA).

4. Infecciones recurrentes del tracto urinario: Estas infecciones pueden volverse más frecuentes a medida que los músculos pélvicos se debilitan y el estrógeno disminuye.

- **Prevención:** Beber suficiente agua, vaciar la vejiga con regularidad, evitar los irritantes y, a veces, una dosis baja de antibióticos.

5. Prolapso de órganos pélvicos : La relajación de los músculos pélvicos puede provocar un prolapso de la vejiga, el útero o el recto.

- **Prevención:** ejercicios de Kegel para fortalecer los músculos del suelo pélvico, mantener un peso corporal saludable y evitar factores de riesgo como llevar cargas pesadas.

6. Atrofia vulvovaginal: Esta afección está causada por una disminución de los estrógenos, lo que provoca sequedad vaginal, picores y relaciones sexuales dolorosas.

- **Prevención:** Uso de lubricantes a base de agua, cremas a base de estrógenos y otros tratamientos locales.

7. Trastornos cardiovasculares: Las mujeres posmenopáusicas tienen un mayor riesgo de sufrir enfermedades cardiacas.

- **Prevención:** Control de la tensión arterial, control del colesterol, dieta sana, actividad física y dejar de fumar.

Aunque el envejecimiento es inevitable, muchas de las enfermedades y afecciones ginecológicas asociadas pueden prevenirse o tratarse eficazmente. La consulta regular con un ginecólogo, la conciencia de los cambios corporales y las medidas preventivas son esenciales para garantizar la salud y el bienestar de la mujer en cada etapa de su vida.

Capítulo 22

EDUCACIÓN Y PREVENCIÓN

Educación sexual

En el complejo mosaico de la vida humana, la educación sexual ocupa un lugar especial, actuando como un faro que ilumina el camino hacia una comprensión sana de nuestros propios cuerpos, nuestras relaciones y nuestro lugar en la sociedad. Arraigada en el simple acto de impartir información sobre la reproducción, su papel se ha ampliado considerablemente para abordar temas tan variados como el amor, el respeto, el consentimiento y la prevención de enfermedades.

La educación sexual comienza a una edad temprana, mucho antes de la adolescencia. Comienza con las preguntas inocentes que hacen los niños cuando exploran su identidad y tratan de comprender las diferencias entre los géneros. Al responder de forma honesta y sencilla, se sientan las bases para una comprensión sana de la sexualidad. A medida que los niños crecen, su curiosidad se desarrolla, requiriendo respuestas más detalladas y matizadas, a menudo apoyadas por herramientas pedagógicas formales.

La educación sexual adquiere una importancia crucial en la adolescencia. Es la época en que los jóvenes empiezan a experimentar por primera vez sentimientos de amor e intimidad y a confrontar sus propias normas con las de la sociedad. Los adolescentes necesitan conocimientos precisos y actualizados que les ayuden a navegar por estas aguas a veces turbulentas. Temas como los anticonceptivos, las infecciones de transmisión sexual, el consentimiento y las relaciones sanas adquieren una importancia fundamental.

Pero la educación sexual no es sólo prevención. También se trata de afirmar y celebrar la diversidad de la experiencia humana. Debe abordar las cuestiones de orientación sexual e identidad de género y proporcionar un espacio seguro en el que todos puedan sentirse vistos y escuchados. También debe promover la igualdad de género, combatir los estereotipos y fomentar el respeto mutuo.

Por último, como adultos, la educación sexual sigue desempeñando un papel importante. Ya sea para las parejas que desean formar una familia, para los adultos que se enfrentan a problemas de salud sexual o para los que buscan comprender su lugar en un mundo en constante cambio, la educación sexual sigue siendo una herramienta valiosa.

La educación sexual es algo más que transmitir información. Es un enfoque integral que acompaña a cada individuo a lo largo de su vida, ayudándole a comprender su cuerpo, sus sentimientos y su lugar en el vasto espectro de la experiencia humana. Su objetivo es dotar a cada persona de las herramientas que necesita para vivir una vida sexual sana, satisfactoria y respetuosa con los demás.

Campañas de vacunación (como el del VPH)

La vacunación es uno de los avances médicos más notables de nuestro tiempo, ya que ha revolucionado la forma de abordar la prevención de las enfermedades infecciosas. Las campañas de vacunación suelen dirigirse a poblaciones específicas con el fin de erradicar o controlar la propagación de enfermedades potencialmente mortales. Una de las campañas más relevantes en el campo de la ginecología es la realizada contra el virus del papiloma humano (VPH).
El VPH es una familia de virus que incluye más de 100 tipos diferentes. Aunque la mayoría de ellos son

inofensivos, algunos están asociados a afecciones más graves, como las verrugas genitales o los cánceres, en particular el cáncer de cuello de útero. El cáncer de cuello de útero es la cuarta causa de muerte por cáncer en las mujeres de todo el mundo. Y aquí es donde entra en juego la vacuna contra el VPH.

Introducida a mediados de la década de 2000, la vacuna contra el VPH se dirige principalmente a los tipos de virus con mayor riesgo de provocar cáncer. Las campañas de vacunación se han dirigido a menudo a las niñas preadolescentes, antes de que hayan estado expuestas al virus, para maximizar la eficacia de la vacuna. Sin embargo, en función de las recomendaciones y la disponibilidad, también puede ofrecerse a otros grupos de edad y a los chicos para prevenir otros tipos de cánceres relacionados con el VPH y las verrugas genitales.

El impacto de la vacunación contra el VPH ha sido notable. En muchos países que han adoptado una política de vacunación generalizada, se ha observado un descenso significativo de las infecciones por VPH, los casos de verrugas genitales y las lesiones precancerosas del cuello uterino. Pero estadísticas aparte, estas campañas tienen un profundo impacto en la salud pública, ya que salvan miles de vidas y evitan innumerables casos de morbilidad relacionada con la enfermedad.

Sin embargo, a pesar de estos éxitos, las campañas de vacunación contra el VPH también han encontrado desafíos. Las preocupaciones sobre la seguridad de la vacuna, a menudo amplificadas por los medios sociales y ciertas figuras públicas, han creado dudas. Es esencial que los profesionales sanitarios, los educadores y los responsables políticos sigan proporcionando información basada en pruebas y promoviendo la importancia de esta vacuna.

Las campañas de vacunación, y la del VPH en particular, ilustran el poder de la medicina preventiva. Al atacar un agente patógeno antes de que cause daños, podemos proteger a poblaciones enteras, aliviar la carga de los sistemas sanitarios y, sobre todo, preservar la calidad de vida de millones de personas.

Sensibilización sobre las enfermedades de transmisión sexual

En el vasto panorama de la salud reproductiva, la prevención y el tratamiento de las enfermedades de transmisión sexual (ETS) ocupan un lugar destacado. Estas infecciones, que se propagan principalmente por contacto sexual, representan un importante problema de salud pública y afectan a millones de personas cada año, con consecuencias que van desde síntomas leves a complicaciones graves o incluso mortales.

Históricamente, el estigma y los tabúes asociados a la sexualidad se han interpuesto durante mucho tiempo en el camino de una concienciación y educación eficaces sobre las ETS. Afortunadamente, a lo largo de las décadas, gracias a los esfuerzos concertados de profesionales sanitarios, organizaciones no gubernamentales y activistas, la concienciación sobre las ETS se ha convertido en una prioridad.

La educación sobre las ETS pretende proporcionar información precisa y actualizada sobre las distintas infecciones, sus síntomas, modos de transmisión, medios de prevención y tratamientos disponibles. Las ETS más comunes son el VIH, el herpes, la clamidia, la gonorrea, la sífilis y, como ya se ha mencionado, el VPH. Cada una de estas infecciones presenta retos únicos en términos de detección, tratamiento y prevención.

La clave de la prevención reside en una educación sexual integral. Esto implica no sólo hablar de las ETS, sino también tratar temas como el consentimiento, las relaciones sanas, el uso correcto de los preservativos y otros medios de protección, y la importancia de someterse a pruebas con regularidad. Proporcionar a las personas las herramientas que necesitan para tomar decisiones con conocimiento de causa reduce el riesgo de infección y fomenta una cultura de responsabilidad y respeto mutuo.

Sin embargo, a pesar de los esfuerzos por aumentar la concienciación, los retos persisten. Siguen produciéndose nuevas infecciones, en parte debido a la falta de acceso a una educación sexual de calidad, al persistente estigma que rodea a las ETS y a las barreras socioeconómicas que impiden a algunas personas recibir la atención que necesitan.

Es más, en nuestra era digital, donde la información circula a la velocidad del rayo, la desinformación sobre las ETS y su prevención puede propagarse con la misma rapidez. Por eso es esencial promover fuentes de información fiables y fomentar una educación sexual basada en pruebas científicas.

La sensibilización sobre las ETS es una responsabilidad colectiva. Requiere un enfoque holístico, que integre la educación, el acceso a la asistencia, el respeto de los derechos humanos y una comunicación abierta y honesta. Trabajando juntos, podemos esperar reducir, si no eliminar, la carga de las ETS y garantizar una vida sexual sana y satisfactoria para todos.

Capítulo 23

EL FINAL
DE LA VIDA
EN GINECOLOGÍA

Apoyo a los pacientes
cánceres ginecológicos avanzados

Cuando a una mujer se le diagnostica un cáncer ginecológico avanzado, es una noticia impactante que afecta profundamente a su vida y a la de sus seres queridos. Estos cánceres, ya afecten al ovario, el útero, el cuello uterino, la vulva o la vagina, pueden tener graves implicaciones físicas y emocionales. Apoyar a estas pacientes es un reto multidimensional que requiere empatía, habilidad y colaboración interdisciplinar.

En el frente médico, el tratamiento suele centrarse en terapias agresivas como la cirugía, la quimioterapia o la radioterapia. Estos tratamientos, aunque vitales, pueden tener efectos secundarios difíciles como fatiga, náuseas, dolor y complicaciones postoperatorias. Por lo tanto, es crucial proporcionar a los pacientes la información que necesitan para comprender sus opciones, los beneficios y los riesgos asociados, y permitirles participar activamente en el proceso de toma de decisiones.

Pero más allá de las intervenciones médicas, el apoyo psicológico y emocional es esencial. Las pacientes no sólo tienen que enfrentarse al miedo y a la incertidumbre de su diagnóstico, sino también a las preocupaciones sobre su feminidad, su sexualidad y su futuro. La escucha activa, una presencia afectuosa y el apoyo psicológico especializado pueden ayudar a las pacientes a navegar por estas aguas turbulentas. Además, los grupos de apoyo pueden proporcionar un foro para compartir experiencias y comprensión mutua.

El aspecto social también es fundamental. Algunos pacientes pueden sentirse aislados o incomprendidos por quienes les rodean. Por ello, el equipo asistencial debe trabajar para integrar a la familia y a los allegados en el proceso asistencial, formándoles, informándoles y apoyándoles a su vez.

Una dimensión a menudo pasada por alto pero igualmente crucial es la de la espiritualidad. Ya esté vinculada a una religión o a una búsqueda más amplia de sentido, la espiritualidad puede ofrecer consuelo y perspectiva. Capellanes formados o asesores espirituales pueden unirse al equipo multidisciplinar para proporcionar este apoyo.

Por último, ante un cáncer avanzado, pueden surgir cuestiones relacionadas con el final de la vida. Abordar estas delicadas cuestiones requiere tacto y delicadeza. Los cuidados paliativos, que se centran en aliviar el dolor y mejorar la calidad de vida, pueden introducirse para proporcionar un apoyo humano, respetuoso y centrado en el paciente.

Apoyar a una paciente con cáncer ginecológico avanzado es un viaje complejo, en el que cada etapa requiere delicadeza, habilidad y humanidad. Más allá de los tratamientos médicos, hay que tener en cuenta todo el ser de la paciente, con sus miedos, esperanzas, dolores y sueños. En este calvario, el papel de los cuidadores es ser faros, iluminando el camino, apoyando y ofreciendo esperanza y dignidad en cada momento.

Aspectos emocionales y éticos

Navegar por el campo de la maternidad y la ginecología requiere mucho más que el dominio de la medicina clínica. Es una profesión profundamente emocional, en la que cada interacción está cargada de alegría, miedo, esperanza y, a veces, tragedia. Si a esto añadimos los complejos matices de los dilemas éticos, tenemos un entorno en el que los profesionales sanitarios deben equilibrar constantemente la competencia clínica, la empatía y los principios morales.

En el plano emocional, los profesionales sanitarios suelen ser los primeros testigos de los momentos más íntimos y transformadores de la vida de una mujer: la primera ecografía, el descubrimiento de una enfermedad, un parto difícil o incluso la pérdida de un hijo. Cada una de estas etapas conlleva su propio conjunto de emociones, que a veces pueden resultar abrumadoras. La empatía, la escucha y el apoyo son herramientas esenciales para ofrecer a las pacientes un entorno seguro y afectuoso.

Los dilemas éticos son igual de omnipresentes. En un campo en el que la vida, la reproducción y el bienestar de las mujeres son preocupaciones centrales, las cuestiones morales son inevitables. ¿Qué debe hacerse cuando una paciente rechaza un tratamiento que podría salvar su vida o la de su hijo? ¿Cómo debemos abordar la cuestión de la interrupción médica del embarazo cuando se detectan anomalías fetales graves? ¿Qué postura debemos adoptar ante solicitudes de reproducción asistida que van más allá de las normas establecidas?

Estas preguntas, entre muchas otras, sumergen a los profesionales sanitarios en una profunda reflexión sobre lo que es "correcto", "bueno" o "ético". Cada decisión debe tomarse a la luz no sólo de las mejores pruebas médicas disponibles, sino también de los valores, creencias y derechos del paciente.
Además, en una sociedad cada vez más diversa desde el punto de vista cultural y religioso, los profesionales sanitarios deben ser sensibles y abiertos de mente para comprender las diferentes perspectivas de los pacientes e incorporarlas al proceso de toma de decisiones.

Para navegar con éxito por este laberinto emocional y ético, son esenciales la formación continua, la supervisión y el apoyo de los compañeros. Los profesionales no sólo deben estar equipados para enfrentarse a los problemas clínicos, sino también para gestionar sus propias emociones y las de sus pacientes, al tiempo que se mantienen firmemente anclados en sólidos principios éticos.

La maternidad y la ginecología, lejos de ser simplemente un campo médico, son una delicada danza entre la ciencia, la emoción y la ética, donde cada paso cuenta y cada decisión puede tener profundas repercusiones en la vida de una mujer.

Comunicación sobre el final de la vida

El final de la vida es un tema eminentemente delicado, abordado con cautela y reverencia por los profesionales sanitarios. A menudo representa una encrucijada de emociones contradictorias para los pacientes, sus familias y el equipo médico: tristeza, miedo, esperanza, resignación y, a veces, incluso alivio. La comunicación en esta etapa crucial requiere una gran sensibilidad, una escucha activa y un enfoque centrado en la persona.

El primer paso hacia una comunicación eficaz sobre el final de la vida es reconocer la realidad individual de cada paciente. Esto significa evitar las generalizaciones o hacer suposiciones basadas en otras experiencias y, en su lugar, esforzarse por comprender las necesidades, valores y preocupaciones específicas de la persona en cuestión. Es vital asegurar a la paciente que es escuchada, comprendida y que tiene una voz activa en todas las decisiones relativas a su final de vida.

La franqueza también es esencial, aunque difícil de manejar. Los pacientes tienen derecho a conocer la verdad sobre su afección, las opciones disponibles y lo que pueden esperar a medida que avance la enfermedad. Pero esta verdad debe comunicarse con compasión, eligiendo las palabras con cuidado y teniendo en cuenta el contexto emocional.

Otro aspecto crucial es reconocer y abordar los sentimientos y emociones de los seres queridos. El final de la vida de un paciente tiene un profundo impacto en su familia y amigos. Pueden sentirse impotentes, enfadados, angustiados o alterados. Tomarse el tiempo necesario para entablar un diálogo, ofrecer apoyo y recursos y responder a sus preguntas puede ayudar a aliviar estos sentimientos.

Las conversaciones sobre el final de la vida también incluyen las preferencias y deseos del paciente en cuanto a los cuidados. ¿Dónde desean pasar sus últimos momentos? ¿Qué intervenciones médicas son aceptables o no? ¿Quién tomará las decisiones si ya no pueden hacerlo por sí mismos? Establecer las directrices de cuidados con antelación es esencial para garantizar que se respetan los deseos del paciente.

Por último, la comunicación sobre el final de la vida no es un acto aislado, sino un proceso continuo que evoluciona a medida que cambia la situación. El diálogo debe permanecer abierto y flexible, y adaptarse a las necesidades cambiantes de la paciente y su familia.

La comunicación sobre el final de la vida es un arte delicado que combina la verdad, la compasión, la escucha y el respeto. Al situar al paciente en el centro de la conversación, los profesionales sanitarios pueden ayudar a transformar esta etapa de la vida en una experiencia significativa, pacífica y digna.

Capítulo 24

SALUD REPRODUCTIVA ADOLESCENTES

Características especiales
atención al adolescente

La adolescencia es un periodo de transición, caracterizado por importantes cambios físicos, emocionales y psicosociales. Está marcada por la búsqueda de la identidad, la búsqueda de la independencia y el desarrollo de las relaciones interpersonales. En el contexto de la maternidad-ginecología, la atención a las adolescentes presenta una serie de particularidades que merecen una atención y un enfoque específicos.

- **Desarrollo físico:** La adolescencia es un periodo de rápida maduración sexual. Los profesionales sanitarios deben estar preparados para tratar cuestiones como la menstruación, el desarrollo de los senos y los trastornos asociados como el síndrome premenstrual y la dismenorrea.
- **Educación sexual: La** atención a las adolescentes suele implicar un importante componente educativo. Los profesionales deben abordar cuestiones como la anticoncepción, la prevención de las infecciones de transmisión sexual y la importancia del consentimiento mutuo e informado en las relaciones.
- **Privacidad y confidencialidad:** Las adolescentes pueden mostrarse reacias a compartir detalles íntimos con un profesional sanitario, sobre todo si sus padres están presentes. Es esencial asegurar un entorno en el que se sientan seguras para hablar libremente y garantizar la confidencialidad de su información médica.
- **Aspectos psicológicos:** Las adolescentes se enfrentan a muchos retos psicológicos, como la autoestima, las presiones sociales y la imagen corporal. Estos factores pueden influir en su salud ginecológica, por lo que es importante prestar atención a estos aspectos a la hora de tratarlas.

- **Prevención y cribado:** La adolescencia es un momento ideal para establecer hábitos de salud positivos. Esto incluye la concienciación sobre la autoexploración mamaria, los exámenes pélvicos rutinarios y las citologías cervicales, cuando proceda.
- **Gestión del embarazo en la adolescencia : El embarazo** durante la adolescencia puede presentar retos médicos y psicosociales específicos. El manejo debe ser holístico, apoyando no sólo la salud física de la adolescente, sino también sus necesidades emocionales, educativas y sociales.
- **Aspectos sociales:** Las adolescentes pueden enfrentarse a diversos retos sociales, como la presión de sus compañeros, las relaciones abusivas o las dificultades familiares. Estos factores pueden repercutir en su salud ginecológica y reproductiva.
- **Enfoque multidisciplinar:** Dada la complejidad de las necesidades de las adolescentes, un enfoque multidisciplinar suele ser beneficioso. Puede incluir especialistas como psicólogos, trabajadores sociales, dietistas y orientadores educativos.

La atención a las adolescentes en maternidad y ginecología requiere un enfoque holístico, centrado en la paciente, que tenga en cuenta las especificidades fisiológicas, emocionales y sociales de este periodo de la vida. Es esencial establecer una relación de confianza y respeto mutuo para garantizar una atención óptima.

Los retos de la anticoncepción a esta edad

La anticoncepción en la adolescencia presenta un conjunto único de retos, vinculados tanto a la biología como a la psicología y la sociología. Abordar este tema requiere una comprensión profunda de las realidades a las que se enfrentan las niñas y las jóvenes durante este periodo crucial de su desarrollo.

- **Educación y concienciación:** Las adolescentes suelen carecer de información precisa sobre los distintos métodos anticonceptivos disponibles. En su círculo de amistades o en Internet pueden circular ideas falsas o mitos sobre la anticoncepción que requieren educación y aclaración.
- **Acceso a la anticoncepción: Las** barreras financieras, la falta de clínicas accesibles y el miedo a ser juzgados pueden limitar el acceso de los adolescentes a una anticoncepción eficaz.
- **Confidencialidad:** Los adolescentes pueden temer que su planteamiento no sea confidencial, sobre todo si dependen económicamente o del seguro de sus padres.
- **Cumplimiento: Los** métodos anticonceptivos, sobre todo los que requieren un uso diario como la píldora, pueden ser difíciles de seguir con regularidad para las adolescentes. El olvido o el uso incoherente de los anticonceptivos aumenta el riesgo de embarazos no deseados.
- **Presión social y relaciones:** Las adolescentes pueden verse presionadas por sus parejas para evitar el uso de anticonceptivos. Además, el deseo de ser aceptadas y queridas puede hacer que algunas jóvenes sean reacias a insistir en el uso de anticonceptivos.
- **Efectos secundarios:** El miedo a los efectos secundarios, ya sean reales o percibidos, puede desalentar el uso de ciertos métodos anticonceptivos.
- **Consideraciones médicas:** Aunque son poco frecuentes, ciertas afecciones médicas pueden limitar las opciones anticonceptivas disponibles para las adolescentes.

- **Influencias culturales y religiosas:** En algunas culturas o religiones, la contracepción puede estar mal vista o prohibida, lo que puede influir en las elecciones y el comportamiento de los adolescentes.
- **Enfoque a largo plazo:** Los anticonceptivos de acción prolongada, como los implantes o los DIU, aunque eficaces y de bajo mantenimiento, pueden ser menos favorecidos debido a prejuicios, mitos o preocupaciones sobre su retirada.
- **Relaciones que cambian rápidamente: Las relaciones entre** adolescentes pueden evolucionar rápidamente, cambiando la dinámica de la necesidad de anticonceptivos.

Ante estos retos, es esencial adoptar un enfoque proactivo y centrado en el paciente para hablar abiertamente de anticoncepción con los adolescentes. Los profesionales sanitarios deben crear un entorno seguro y sin prejuicios en el que los adolescentes puedan hacer preguntas, expresar sus preocupaciones y recibir información sobre las mejores opciones para su salud reproductiva.

Problemas ginecológicos comunes en las adolescentes

La adolescencia, periodo de transición entre la infancia y la edad adulta, va acompañada de una serie de cambios fisiológicos y psicológicos. Desde el punto de vista ginecológico, en las adolescentes pueden surgir una serie de problemas que requieren una atención médica adaptada a este grupo de edad.

- **Dismenorrea: La** dismenorrea se refiere al dolor menstrual. Aunque puede afectar a mujeres de cualquier edad, las adolescentes son especialmente susceptibles. Puede afectar a su vida cotidiana, a su rendimiento escolar y a su participación en actividades.

- **Amenorrea:** La ausencia de menstruación se denomina amenorrea. En las adolescentes, puede ser un signo de retraso de la pubertad, desequilibrio hormonal, trastornos alimentarios, actividad física excesiva u otras afecciones médicas.

- **Síndrome de ovario poliquístico (SOP):** Esta afección hormonal común puede causar irregularidades menstruales, crecimiento excesivo de vello, acné y otros síntomas. También puede aumentar el riesgo de problemas de salud a largo plazo como la diabetes.

- **Infecciones vaginales:** Infecciones como la candidiasis (infección por hongos) y las infecciones bacterianas pueden aparecer en las adolescentes. Los síntomas incluyen picor, ardor, dolor y flujo vaginal anormal.

- **Enfermedades de transmisión sexual (ETS):** Los adolescentes sexualmente activos pueden estar expuestos a ETS como el VPH, la clamidia y la gonorrea, entre otras. La prevención, los exámenes periódicos y la educación son esenciales para este grupo de edad.

- **Quistes ováricos:** Aunque a menudo son benignos, pueden causar dolor pélvico y, en raras ocasiones, romper o torcer el ovario.

- **Problemas con los anticonceptivos: Los** efectos secundarios de los anticonceptivos, el olvido de las píldoras o el uso incorrecto de otros métodos pueden ser un problema para los adolescentes.

- **Trastornos alimentarios:** Afecciones como la anorexia o la bulimia pueden tener repercusiones ginecológicas, como irregularidades menstruales o amenorrea.

- **Endometriosis:** Aunque es menos frecuente en las adolescentes, esta afección, en la que se desarrolla

218

fuera del útero un tejido similar al revestimiento de la matriz, puede causar fuertes dolores pélvicos.

- **Problemas mamarios:** Aunque son poco frecuentes, en las adolescentes pueden aparecer problemas como bultos benignos en las mamas.

Es crucial abordar estas cuestiones con sensibilidad, teniendo en cuenta las necesidades específicas de las adolescentes. La educación, la prevención y la comunicación abierta con un profesional sanitario competente son esenciales para superar estos retos ginecológicos comunes durante la adolescencia.

Capítulo 25

PROBLEMAS GENÉTICOS Y ASESORAMIENTO

Cribado prenatal y pruebas genéticas

El cribado prenatal y las pruebas genéticas son herramientas esenciales en la obstetricia moderna. Permiten a los profesionales sanitarios y a los futuros padres obtener información valiosa sobre la salud y el desarrollo del feto, y estar mejor preparados para acoger a un niño que puede tener necesidades específicas.

1. Cribado prenatal :
Se trata de una serie de pruebas que se ofrecen a las mujeres embarazadas para evaluar el riesgo de ciertas anomalías en el feto. Estas pruebas no proporcionan un diagnóstico definitivo, sino que indican si el riesgo es lo suficientemente alto como para justificar una investigación más a fondo.
- **Prueba del cuello translúcido:** Realizada entre la semana 11 y 14 de embarazo, esta prueba mide el grosor del cuello fetal mediante ecografía. Combinada con otros marcadores, puede utilizarse para evaluar el riesgo de trisomía 21 y otras anomalías cromosómicas.
- **Cribado sérico:** Mide la concentración de determinadas sustancias producidas por el feto y la placenta en la sangre de la madre. En función de las concentraciones, puede estimarse el riesgo de ciertas anomalías.

2. Pruebas genéticas :
Estas pruebas se ofrecen en caso de resultados anormales durante el cribado o si la madre presenta factores de riesgo (edad avanzada, antecedentes familiares, etc.).
- **Amniocentesis:** Realizada entre la semana 15 y 18 de embarazo, este procedimiento consiste en extraer una pequeña cantidad de líquido amniótico para analizar las células fetales que contiene. Se utiliza para detectar anomalías cromosómicas como la trisomía 21.

- **Coriocentesis (biopsia del trofoblasto): Se** realiza entre la 11ª y la 14ª semana. Se toma una pequeña muestra de la placenta para examinar los cromosomas del feto.
- **Prueba de ADN libre circulante: Se trata de un** análisis de la sangre de la madre para detectar ADN fetal circulante. Puede dar una indicación del riesgo de trisomía 21 y otras anomalías cromosómicas.

Temas :
- **Ideas para los padres:** Los resultados de las pruebas ayudan a los padres a prepararse, ya se trate de cuidados específicos en el parto, de intervenciones prenatales o, en algunos casos, de decisiones sobre la continuación del embarazo.
- **Preparación médica:** Conocer de antemano cualquier problema de salud permite al personal médico planificar una atención óptima en el parto.
- **Aspectos éticos:** Estas pruebas plantean cuestiones éticas, sobre todo en lo que respecta a las decisiones que pueden tomarse en función de los resultados.

La decisión de someterse o no a estas pruebas es personal y debe tomarse tras haber sido plenamente informado de los beneficios, los riesgos y las posibles implicaciones. La consulta con un asesor genético también puede ser útil para ilustrar a los futuros padres.

Asesoramiento genético

El asesoramiento genético es un proceso de comunicación cuyo objetivo es ayudar a las personas y a las familias a comprender y gestionar las implicaciones médicas, psicológicas y familiares de los trastornos genéticos. Este servicio suele estar a cargo de asesores genéticos, profesionales formados específicamente para ayudar a las personas a desenvolverse en el complejo y a menudo confuso mundo de la genética.

Objetivos principales:
- **Información:** Proporcionar información clara y comprensible sobre la enfermedad o el riesgo genético.
- **Apoyo:** Ayudar a las personas y a las familias a afrontar emocionalmente su riesgo o diagnóstico.
- **Apoyo a la toma de decisiones:** Proporcionar las herramientas y el apoyo necesarios para tomar decisiones informadas sobre las pruebas genéticas, la gestión del riesgo y las posibles intervenciones médicas.

Proceso típico de asesoramiento genético :
- **Evaluación de los antecedentes familiares:** Puede incluir la construcción de un árbol genealógico detallado para identificar patrones de enfermedad genética en la familia.
- **Educación:** Explicación de la base genética de la enfermedad o el riesgo, el modo de transmisión y las implicaciones para el paciente y su familia.
- **Discusión de las opciones de pruebas:** Si se dispone de pruebas genéticas, el asesor discute las ventajas, desventajas, limitaciones y posibles implicaciones de los resultados.
- **Apoyo emocional:** Proporcionar un espacio para procesar las emociones y preocupaciones relacionadas con un riesgo o diagnóstico genético.
- **Apoyo a la toma de decisiones:** Ayudar a las personas a tomar decisiones basándose en la información proporcionada, sin guiarlas hacia una decisión concreta.

Situaciones comunes que requieren asesoramiento genético :
- Una enfermedad genética en la familia.
- Un niño que nace con una anomalía o discapacidad congénita.
- Parejas que planean un embarazo y que son portadoras conocidas de una enfermedad genética o que corren un alto riesgo debido a su origen étnico.
- Resultados anormales de una prueba de cribado prenatal.
- Parejas que han tenido varios abortos o dificultades para concebir.

Los retos del asesoramiento genético :
- La complejidad de la información genética puede dificultar su comunicación.
- La genética evoluciona rápidamente y puede resultar difícil mantenerse al día.
- Gestionar las emociones fuertes asociadas a un diagnóstico de riesgo o genético.
- La necesidad de respetar la autonomía de los pacientes al tiempo que se les proporciona apoyo.

El asesoramiento genético es una valiosa herramienta para ayudar a individuos y familias a navegar por el complejo mundo de la genética, proporcionando información, apoyo y herramientas para tomar decisiones con conocimiento de causa.

Gestión de resultados y apoyo a las familias

Navegar por el mundo de los diagnósticos médicos puede ser un viaje emocionalmente tumultuoso, sobre todo cuando se trata de enfermedades genéticas o trastornos complejos. El anuncio de un resultado, ya sea esperado o inesperado, puede alterar el equilibrio de una familia. Por ello, es primordial gestionar estos resultados con sensibilidad y proporcionar un apoyo sólido a las familias.

Cuando los profesionales sanitarios se enfrentan a la delicada tarea de transmitir noticias, a menudo con consecuencias de largo alcance, hay que tener en cuenta varios factores clave:

- **Preparación:** Antes de anunciar un resultado, es esencial informarse sobre las implicaciones médicas, psicológicas y sociales del diagnóstico para poder responder a las preguntas y preocupaciones de la familia.
- **Entorno adecuado:** El anuncio debe hacerse en un lugar tranquilo, privado y cómodo, sin interrupciones ni distracciones. Así se crea un espacio seguro para el diálogo y la expresión de emociones.
- **Claridad y honestidad:** Utilice un lenguaje sencillo y evite la jerga médica. Sea transparente sobre lo que sabe, lo que no sabe y lo que esto significa para el futuro.
- **Empatía:** Reconocer las emociones de la familia, ofrecer apoyo y escuchar activamente es fundamental. El anuncio de un diagnóstico puede provocar una serie de emociones: conmoción, negación, ira, tristeza. Es importante permitir que la familia exprese estos sentimientos.
- **Apoyo continuo:** Para la mayoría de las familias, el anuncio es sólo el principio del viaje. Es esencial poner en marcha un plan de seguimiento, remitirles a especialistas o grupos de apoyo y permanecer disponible para futuras preguntas.
- **Recursos y orientación:** Proporcione recursos escritos o electrónicos para que la familia pueda informarse a su propio ritmo. Diríjalos también a

organizaciones o asociaciones especializadas que puedan ofrecerles apoyo.

- **Consideraciones culturales e individuales: Tenga** en cuenta las creencias, valores y costumbres de cada familia. Lo que se percibe como apoyo para una familia puede no serlo para otra.
- **Implicación de especialistas:** En algunos casos, puede ser necesaria la participación de especialistas como psicólogos, trabajadores sociales o asesores genéticos para proporcionar apoyo adicional.

Gestionar los resultados médicos y apoyar a las familias es un arte delicado, que requiere tanto habilidad clínica como compasión. Con un enfoque centrado en el paciente y la familia, los profesionales sanitarios pueden ayudar a aliviar la carga emocional de un diagnóstico, a la vez que orientan hacia los cuidados y las soluciones adecuadas.

Capítulo 26

MEDICINA ALTERNATIVA Y COMPLEMENTARIOS

Hierbas medicinales y suplementos

El uso de plantas medicinales, también conocidas como fitoterapia, y de suplementos ha desempeñado un papel crucial en el tratamiento de diversas dolencias y afecciones relacionadas con la salud reproductiva desde tiempos inmemoriales. La maternidad y la ginecología no son una excepción a esta tradición.

1. De uso común en ginecología:
   - **Síndrome premenstrual (SPM)**: A menudo se recomiendan plantas como el agnus-castus o el sauzgatillo para ayudar a equilibrar las hormonas y reducir los síntomas del SPM.
   - **Menopausia**: La salvia y la soja, ricas en isoflavonas, pueden ayudar a reducir los sofocos y otros síntomas desagradables de la menopausia.
   - **Infecciones vaginales**: Ciertas hierbas, como la equinácea o el ajo, se utilizan por sus propiedades antifúngicas y antibacterianas.
2. Uso común en obstetricia:
   - **Náuseas durante el embarazo**: El jengibre se recomienda habitualmente para ayudar a reducir las náuseas matutinas.
   - **Preparación al parto** : La frambuesa es una planta utilizada tradicionalmente para tonificar el útero y preparar el cuerpo para el parto.
   - **Lactancia**: El fenogreco y el cardo mariano pueden ayudar a estimular la producción de leche en las madres recientes.
3. Suplementos:
Las necesidades nutricionales suelen cambiar durante el embarazo y la lactancia. Los suplementos recomendados habitualmente incluyen:
   - **Ácido fólico**: Para reducir el riesgo de defectos del tubo neural.
   - **Hierro**: Para prevenir o tratar la anemia ferropénica.

- **Calcio y vitamina D:** Para favorecer el desarrollo óseo del bebé y mantener la salud ósea de la madre.

4. Precauciones:

Aunque la fitoterapia y los suplementos ofrecen muchos beneficios, es crucial utilizarlos con prudencia:

- **Consulta**: Consulte siempre a un profesional sanitario antes de iniciar cualquier tratamiento o suplemento a base de plantas, especialmente durante el embarazo.
- **Calidad**: Opte por productos de buena calidad, preferiblemente certificados, para garantizar la ausencia de contaminantes.
- **Interacciones**: Algunas plantas pueden interactuar con medicamentos u otros suplementos. Es esencial evaluar cuidadosamente los riesgos.

En resumen, la fitoterapia y los suplementos ofrecen una serie de opciones para apoyar la salud reproductiva. Sin embargo, su uso debe basarse en información fiable, en la calidad asegurada del producto y siempre en consulta con un profesional sanitario competente.

Técnicas corporales como el yoga y la meditación

El enfoque holístico de la salud se ha establecido como un elemento esencial del bienestar general, y la integración de técnicas corporales como el yoga y la meditación en el campo de la maternidad-ginecología es una perfecta ilustración de ello.

1. Yoga en maternidad y ginecología :
- **Durante el embarazo**: El yoga prenatal está especialmente diseñado para las futuras madres. Ayuda a mejorar la flexibilidad, fortalece los músculos utilizados durante el parto y puede reducir los dolores y molestias comunes asociados al embarazo.

Además, las técnicas de respiración que se enseñan pueden ser beneficiosas durante el parto.

- **Después del parto** El yoga postnatal ofrece apoyo a las nuevas madres al restaurar el tono muscular, fortalecer el suelo pélvico y ayudar a controlar el estrés y la fatiga.
- **En ginecología**: el yoga puede ayudar a reducir los síntomas del síndrome premenstrual, favorecer la salud pélvica e incluso mejorar los síntomas de la menopausia.

2. Meditación en maternidad y ginecología :

- **Durante el embarazo**: La meditación puede ayudar a controlar el estrés, la ansiedad y los cambios de humor. También puede mejorar el vínculo entre la madre y el feto.
- **Después de dar a luz**: Las nuevas madres pueden ser propensas a la depresión posparto. La meditación, en particular la atención plena, puede ser una herramienta valiosa para navegar por estas emociones complejas y promover una mejor salud mental.
- **Ginecología**: La meditación puede utilizarse para controlar el dolor, el estrés y la ansiedad asociados a diversos problemas ginecológicos.

3. Los beneficios combinados :

Cuando se combinan, estas técnicas ofrecen una serie de ventajas interconectadas:

- **Relajación profunda**: La combinación de los estiramientos suaves del yoga con la atención plena de la meditación puede proporcionar una relajación física y mental profunda.
- **Control del dolor**: Estas técnicas pueden ayudar a controlar el dolor, en particular el dolor menstrual, el dolor del embarazo y el dolor posparto.
- **Mejora de la respiración**: la respiración profunda, que se enseña tanto en el yoga como en la

meditación, es beneficiosa para la oxigenación, la gestión del estrés y la preparación para el parto.

El yoga y la meditación ofrecen métodos suaves y no invasivos de apoyo al bienestar de la mujer en cada etapa de su vida reproductiva. Estas técnicas son cada vez más reconocidas y recomendadas en el mundo de la maternidad y la ginecología, ya que ofrecen un enfoque integrado y holístico de la atención.

La importancia de un enfoque holístico

El enfoque holístico de la salud abarca una visión integrada del individuo, considerando no sólo lo físico, sino también lo emocional, mental, social y a veces lo espiritual. En el campo de la maternidad-ginecología, este enfoque reviste una importancia crucial por varias razones.

1. Vista general del paciente :
Más allá de los síntomas físicos, el enfoque holístico trata de comprender los diversos factores que pueden influir en la salud de una mujer. Entre ellos se incluyen su historia personal, su entorno familiar, su trabajo, sus hábitos de vida, sus creencias y sus emociones. Al tener en cuenta todos estos elementos, los profesionales sanitarios pueden ofrecer un plan de cuidados más adecuado y eficaz.

2. Promover el bienestar emocional y mental :
El embarazo, el parto y el posparto son momentos cargados de emociones para una mujer. Del mismo modo, los retos ginecológicos, ya sea la infertilidad, la enfermedad o los cambios hormonales, tienen un profundo impacto en el bienestar mental. El enfoque holístico ofrece un espacio en el que estas emociones son reconocidas, validadas y cuidadosamente tratadas.

3. Enfoques terapéuticos complementarios :

Al adoptar una visión holística, los profesionales sanitarios pueden integrar terapias complementarias, como la acupuntura, el yoga, la meditación, la fitoterapia y otras, como apoyo a la atención médica convencional. Estas terapias pueden ofrecer importantes beneficios en términos de tratamiento del dolor, relajación y bienestar general.

4. Capacitación del paciente :

El enfoque holístico sitúa a la paciente en el centro de la atención. Se le anima a participar activamente en su recuperación, a escuchar a su cuerpo y a tomar decisiones informadas sobre su tratamiento.

5. Interdisciplinariedad :

El enfoque holístico promueve una estrecha colaboración entre distintos profesionales sanitarios: ginecólogos, matronas, psicólogos, nutricionistas, terapeutas complementarios, etc. Esta sinergia permite ofrecer una atención más completa y coordinada.

6. Prevención y educación :

Al adoptar una visión global, el enfoque holístico hace hincapié en la importancia de la prevención y la educación en maternidad-ginecología. Esto puede incluir consejos sobre nutrición, ejercicio, gestión del estrés y educación sexual.

El enfoque holístico de la maternidad y la ginecología reconoce la complejidad y singularidad de cada mujer. Ofrece un marco de atención más humano, personalizado e integral, que garantiza que se tenga en cuenta, se honre y se cuide cada dimensión de la mujer.

Capítulo 27

SEXUALIDAD EN MATERNIDAD Y GINECOLOGÍA

Disfunción sexual

La disfunción sexual engloba una serie de trastornos relacionados con el ciclo de respuesta sexual, el dolor asociado a las relaciones sexuales o las preocupaciones sobre la sexualidad o el funcionamiento sexual. Estas disfunciones pueden afectar a cualquier persona, independientemente de su edad, cultura o sexo, aunque pueden estar influidas por estos factores.

Tipos de disfunción sexual
- Trastornos del deseo:
    - **Deseo sexual hipoactivo:** Ausencia o déficit persistente o recurrente de deseo o fantasía sexual.
    - **Trastorno de aversión sexual:** Extrema evitación o reticencia, incluso repugnancia, a mantener contacto sexual.
- Trastornos de excitación:
    - **Trastorno de la excitación sexual femenina:** Incapacidad persistente para mantener la excitación sexual y la lubricación.
    - **Disfunción eréctil masculina:** Incapacidad persistente o recurrente para obtener o mantener una erección suficiente para una actividad sexual satisfactoria.
- Trastornos del orgasmo:
    - **Anorgasmia:** Ausencia o retraso persistente del orgasmo tras una fase de excitación normal.
    - **Eyaculación precoz:** Eyaculación que se produce de forma precoz, con una estimulación mínima, y que supone una preocupación para el individuo.
- Trastornos de dolor sexual:
    - **Dispareunia:** Dolor asociado a la penetración.

- **Vaginismo:** Contracción involuntaria de los músculos de la vagina que hace que la penetración sea dolorosa o imposible.

Causas
La disfunción sexual puede tener causas orgánicas o psicológicas, o una combinación de ambas. Las causas orgánicas incluyen enfermedades, afecciones médicas, medicamentos y cambios hormonales. Los factores psicológicos pueden estar relacionados con traumas pasados, ansiedad, estrés, depresión, problemas de pareja o preocupaciones sobre el rendimiento sexual.

Tratamiento
El tratamiento de la disfunción sexual depende de la causa subyacente:
- **Terapia:** Un consejero o terapeuta especializado en cuestiones sexuales puede proporcionarle estrategias para afrontar los problemas emocionales y psicológicos.
- **Medicación:** Ciertos medicamentos pueden ayudar a tratar la disfunción sexual, sobre todo cuando las causas son fisiológicas.
- **Terapia hormonal:** En algunos casos, el desequilibrio hormonal puede contribuir a la disfunción. Puede recomendarse la suplementación o la modulación.
- **Educación y asesoramiento:** Para muchos, una simple educación sexual puede suponer una gran diferencia.
- **Fisioterapia: En caso de** vaginismo o dispareunia, la fisioterapia pélvica puede ser útil.

Es crucial consultar a un profesional sanitario para una evaluación completa, ya que el diagnóstico correcto es el primer paso hacia un tratamiento eficaz. La comprensión y la comunicación con la pareja también son esenciales para navegar y gestionar estos retos.

Sexualidad durante y después del embarazo

La sexualidad durante y después del embarazo es un tema delicado que reviste especial importancia para muchas parejas. Los cambios fisiológicos, emocionales y hormonales que se producen durante este periodo pueden influir en la percepción y la expresión de la sexualidad.

Sexualidad durante el embarazo:
* Primer trimestre:
    * Muchas mujeres experimentan fatiga, náuseas o vómitos, lo que puede reducir su interés por la actividad sexual.
    * Los cambios hormonales también pueden influir en la libido, haciéndola más alta o más baja.
* Segundo trimestre:
    * A menudo se denomina el "trimestre dorado" en lo que se refiere a la sexualidad durante el embarazo. Los síntomas del primer trimestre pueden remitir y muchas mujeres informan de un aumento de la libido.
    * El aumento del flujo sanguíneo a la zona pélvica puede incrementar la sensibilidad y, potencialmente, el placer.
* Tercer trimestre:
    * Un abdomen agrandado, dolor de espalda, ardor de estómago y otros síntomas pueden hacer que las relaciones sexuales resulten incómodas o menos deseables.
    * A algunas parejas puede preocuparles lesionar al bebé, aunque el feto suele estar protegido por el líquido amniótico y la pared uterina.

Puntos a tener en cuenta durante el embarazo:

- Es seguro mantener relaciones sexuales durante el embarazo a menos que el médico o la comadrona indiquen lo contrario (por ejemplo, si existe riesgo de parto prematuro, hemorragia o si la placenta cubre el cuello del útero).
- Puede ser necesario ajustar las posiciones a medida que avanza el embarazo para garantizar la comodidad de la madre.
- La comunicación abierta con la pareja es esencial para compartir sentimientos y preocupaciones.

La sexualidad después del embarazo:

- Después de dar a luz:
  - La mayoría de los profesionales sanitarios recomiendan esperar de 4 a 6 semanas tras un parto vaginal, y posiblemente más después de una cesárea, antes de reanudar las relaciones sexuales. Esto permite que los tejidos cicatricen, sobre todo si se han producido desgarros o episiotomías.
  - La lactancia, los cambios hormonales, el cansancio y el estrés de cuidar a un recién nacido pueden afectar a la libido.
- Rehabilitación física:
  - La fisioterapia pélvica puede ayudar a recuperar el tono muscular, mejorar la circulación sanguínea y reducir el dolor durante el coito.
  - El uso de lubricantes puede ayudar a combatir la sequedad vaginal, a menudo provocada por los cambios hormonales, sobre todo durante la lactancia.
- Emociones y bienestar mental:
  - Los padres primerizos pueden sentirse abrumados, lo que puede afectar a su intimidad y a su relación.

- La depresión o la ansiedad posparto pueden repercutir en la sexualidad. Es crucial buscar apoyo si se sospecha de estas afecciones.

Para muchos, la clave está en la paciencia, la comunicación y la comprensión. La sexualidad puede cambiar en distintos momentos de la vida, y el periodo en torno al embarazo es sin duda uno de ellos. Una comunicación abierta con su pareja y los profesionales sanitarios puede ayudarle a navegar por estos cambios y a encontrar nuevas formas de conectar íntimamente.

El papel de la enfermera en educación y consultoría

Las enfermeras desempeñan un papel fundamental en la educación y el asesoramiento de los pacientes. Como profesionales sanitarios de primera línea, a menudo son el primer punto de contacto para los pacientes con preguntas o preocupaciones sobre su salud, tratamiento, medicación y muchas otras cuestiones. La educación y el asesoramiento por parte de las enfermeras pueden contribuir significativamente a mejorar la comprensión de los pacientes, promover su autonomía y optimizar los resultados de su salud. He aquí una exploración detallada del papel de la enfermera en estos ámbitos:

1. Educación terapéutica :
   - **Enfermedades crónicas:** Las enfermeras enseñan a los pacientes a controlar afecciones como la diabetes, la hipertensión, el asma, etc., incluyendo la dieta, la medicación y el autocontrol.
   - **Toma de medicamentos:** Proporcionan información sobre el uso correcto de los medicamentos, los posibles efectos secundarios y cómo afrontar cualquier problema que pueda surgir.

- **Cuidados postoperatorios:** Tras la intervención, las enfermeras proporcionan a los pacientes información sobre el cuidado de las heridas, el tratamiento del dolor y la reanudación de las actividades.

2. Promoción de la salud y prevención :
   - Las enfermeras desempeñan un papel activo en la promoción de comportamientos saludables, como dejar de fumar, seguir una dieta equilibrada y participar en actividades físicas.
   - También pueden ofrecer consejos para prevenir enfermedades y lesiones, como las vacunas o la seguridad en el trabajo.

3. Apoyo emocional :
   - Las enfermeras ayudan a los pacientes a controlar la ansiedad, el miedo o la depresión relacionados con su enfermedad o tratamiento. Pueden ofrecer una escucha empática, proporcionar información tranquilizadora o derivar a los pacientes a otros profesionales de la salud mental si es necesario.

4. Apoyo en las decisiones médicas :
   - Al ayudar a los pacientes a comprender sus opciones de tratamiento, las enfermeras les ayudan a tomar decisiones informadas sobre sus cuidados.
   - También pueden ayudar a los pacientes a reflexionar sobre sus valores y preferencias en el contexto de decisiones médicas complejas.

5. Educación familiar :
   - Las enfermeras también pueden formar y asesorar a las familias sobre cómo ayudar a un familiar enfermo, sobre todo en lo que respecta a los cuidados en casa, la dieta y la toma de medicamentos.

6. Coordinación de los cuidados :
   - Las enfermeras desempeñan un papel esencial en la coordinación de los cuidados entre los distintos profesionales sanitarios, garantizando que los pacientes reciban una atención integral y coherente.

7. Promover la autogestión :
- Al proporcionar a los pacientes las herramientas y los conocimientos necesarios, las enfermeras les animan a asumir un papel activo en la gestión de su propia salud.
8. Adaptación cultural :
- La educación y el asesoramiento a menudo deben adaptarse a las necesidades culturales, lingüísticas o sociales específicas de los pacientes para que sean realmente eficaces.

Las enfermeras son educadoras y asesoras esenciales en el mundo de la asistencia sanitaria. Al proporcionar información precisa, dar apoyo emocional y guiar a los pacientes a través del sistema sanitario, contribuyen en gran medida a mejorar la calidad de la atención y la satisfacción de los pacientes.

Capítulo 28

VIOLENCIA CONTRA LAS MUJERES

Reconocer los signos de violencia

Reconocer los signos de la violencia es esencial para los profesionales sanitarios, ya que les permite ofrecer la ayuda y el apoyo adecuados a las víctimas. La violencia puede adoptar muchas formas, incluido el abuso físico, sexual, emocional y económico. Los signos pueden ser manifiestos o sutiles, y es crucial estar siempre atento y abordar el tema con sensibilidad y discreción.

1. Signos físicos :
   - Lesiones frecuentes o inexplicables (hematomas, cortes, fracturas, quemaduras).
   - Heridas en lugares habitualmente ocultos por la ropa.
   - Signos de abandono o falta de cuidados (desnutrición, higiene deficiente).
   - Signos de violencia sexual (heridas genitales, infecciones frecuentes).
2. El comportamiento de la víctima :
   - Comportamiento tímido, nervioso o asustadizo.
   - Evite el contacto visual.
   - Se sobresalta fácilmente.
   - Ser muy sumiso o evitar a ciertas personas o situaciones.
   - Llevar ropa inadecuada para la estación (por ejemplo, mangas largas cuando hace calor) para disimular las lesiones.
   - Retraimiento social o aislamiento.
   - Comportamiento autodestructivo o intentos de suicidio.
3. Signos emocionales :
   - Ansiedad, depresión u otros trastornos del estado de ánimo.
   - Baja autoestima.
   - Sentimientos de culpa o vergüenza.
   - Dificultad para concentrarse.
   - Insomnio o pesadillas.

4. Signos económicos :
- Sin acceso ni control sobre las finanzas o los recursos económicos.
- No estar autorizado para trabajar o estudiar.
- Dependencia total del socio en cuanto a dinero y recursos.

5. Signos en la dinámica de la relación :
- Pareja excesivamente celosa o posesiva.
- Pareja que humilla, devalúa o grita con frecuencia.
- Control excesivo por parte de la pareja (sobre la ropa, las salidas, las interacciones sociales).
- Amenazas o actos de violencia por parte de la pareja.

6. Cambios de hábitos o rutinas :
- Frecuente absentismo laboral o escolar.
- Ruptura repentina de las relaciones sociales o familiares.
- Evite las citas médicas o cancélelas en el último momento.

7. Otros signos :
- Un historial de violencia previa.
- Intentos de minimizar o justificar las lesiones.

Es esencial recordar que aunque estos signos pueden indicar una situación de violencia, no son concluyentes en sí mismos. Cada individuo y cada situación son únicos. Cuando sospeche que alguien está sufriendo malos tratos, es fundamental abordar el tema con cautela, compasión y respeto por la confidencialidad de la persona. Si es usted un profesional sanitario, remita a la persona a los recursos especializados que puedan ayudarle.

Protocolos de atención

La introducción de protocolos asistenciales es fundamental en el ámbito médico y paramédico, sobre todo en obstetricia y ginecología. El objetivo de estos protocolos es normalizar y mejorar la calidad de los cuidados, garantizando al mismo tiempo la seguridad de las pacientes. He aquí una visión general de los pasos generales que podrían incluirse en los protocolos de atención en obstetricia y ginecología:

- Evaluación inicial :
    - Historial médico, quirúrgico, obstétrico y ginecológico.
    - Realización de un examen clínico adaptado a la dolencia o situación.
    - Prescripción de pruebas adicionales en caso necesario (ecografía, análisis de sangre, etc.).
- Establecer un diagnóstico :
    - Análisis e interpretación de los resultados de las pruebas.
    - Discusión de los hallazgos con el paciente, asegurando una comunicación clara y empática.
- Elaboración de un plan de tratamiento :
    - Proponer opciones de tratamiento basadas en las mejores pruebas científicas disponibles.
    - Teniendo en cuenta las preferencias, necesidades y valores del paciente.
    - Consentimiento informado tras proporcionar al paciente toda la información pertinente.
- Aplicación del tratamiento :
    - Siguiendo el protocolo establecido, con especial atención a la seguridad y el bienestar del paciente.
    - Coordinación con otros profesionales sanitarios en caso necesario (anestesistas, cirujanos, matronas, etc.).
    - Vigilancia de cualquier efecto secundario o complicación.
- Seguimiento post-procesamiento :
    - Cita de seguimiento para evaluar la eficacia del tratamiento y la reacción del paciente.

- Ajuste del tratamiento si es necesario.
- Remisión a especialistas o recursos adicionales si es necesario.
- Documentación y comunicación :
    - Mantenga actualizado el expediente médico del paciente con todos los detalles pertinentes.
    - Garantizar una comunicación transparente con la paciente y, si es necesario, con su familia y otros profesionales sanitarios.
- Evaluar la calidad de la atención :
    - Comentarios de los pacientes y autoevaluación periódica.
    - Adaptación de los protocolos en función de los nuevos datos científicos y de las reacciones.
- Formación y actualización de competencias :
    - Formación continua para mantenerse al día de los últimos avances en obstetricia y ginecología.
    - Participar en talleres, seminarios y otros actos de formación.
- Sensibilización y prevención :
    - Eduque e informe al paciente sobre las buenas prácticas sanitarias, los riesgos, la prevención y los síntomas a los que debe estar atento.
    - Promover iniciativas de prevención en la comunidad.

Estos pasos generales pueden adaptarse y personalizarse en función del contexto, la patología y las necesidades específicas de cada paciente. Por último, es crucial revisar y actualizar periódicamente los protocolos para garantizar una atención óptima.

Apoyo psicológico y orientación

El tratamiento en obstetricia y ginecología suele ser emocional y complejo. Tanto si hablamos del proceso reproductivo como del diagnóstico de patologías u otras situaciones, el apoyo psicológico es fundamental. He aquí cómo puede estructurarse para que fluya sin problemas:

En obstetricia y ginecología, cada etapa de la vida de una mujer, ya sea feliz o tumultuosa, suele tener un impacto que va mucho más allá de lo puramente físico. El anuncio de un embarazo, el descubrimiento de una enfermedad, el proceso de la menopausia o los retos de la infertilidad son momentos en los que confluyen lo emocional, lo íntimo y lo médico. Ante estos retos, el apoyo psicológico no sólo es inestimable, sino a menudo una necesidad.

Desde el primer contacto, el profesional sanitario debe escuchar atentamente, permitiendo que la paciente exprese sus preocupaciones, esperanzas y temores. Esta escucha activa es el primer paso para construir una relación de confianza, esencial para que la atención a la paciente sea fluida.

Pero más allá de la escucha, los cuidados a menudo deben ir acompañados de un apoyo psicológico estructurado, sobre todo en situaciones especialmente delicadas. Por ello, los equipos médicos deben estar formados para reconocer las señales de alarma que indican la necesidad de un mayor apoyo: aumento de la ansiedad, retraimiento, trastornos del sueño, etc.

Cuando se requiera un apoyo más especializado, debe considerarse la posibilidad de remitir a la paciente a un psicólogo o psiquiatra. Estos expertos pueden ayudar a la paciente a elaborar sus emociones, encontrar estrategias para afrontar la situación o anticipar y gestionar cualquier trauma.

Además, ciertos momentos clave, como la pérdida de un hijo, el diagnóstico de cáncer o el descubrimiento de la infertilidad, pueden requerir la creación de grupos de discusión. Estos grupos, dirigidos por profesionales, ofrecen a los pacientes la oportunidad de hablar con otras personas en situaciones similares. La sensación de que no están solos en su calvario puede ser extremadamente tranquilizadora.

Las personas que rodean a la paciente también desempeñan un papel crucial en su bienestar psicológico. Hay que concienciar a las personas cercanas a la paciente de la importancia de su apoyo, al tiempo que se les ayuda a gestionar sus propias emociones.

Por último, la gran variedad de situaciones que se dan en obstetricia y ginecología requiere un enfoque multidisciplinar. Trabajar en red con otros profesionales (trabajadores sociales, asesores genéticos, matronas, etc.) nos permite ofrecer a cada mujer un apoyo a medida que respete su individualidad y responda mejor a sus necesidades.

El apoyo psicológico y las derivaciones adecuadas en obstetricia y ginecología no son simples "extras" de la atención, sino componentes esenciales de una atención integral, respetuosa y eficaz.

Capítulo 29

COMPLICACIONES OBSTÉTRICAS

Preeclampsia y eclampsia

La preeclampsia y la eclampsia son complicaciones graves del embarazo que afectan al sistema vascular. Se caracterizan por una presión arterial elevada y pueden tener graves consecuencias tanto para la madre como para el feto si no se tratan a tiempo. A continuación le ofrecemos una visión general de estas afecciones y de cómo se tratan.

Preeclampsia :
- **Definición**: la preeclampsia es una afección caracterizada por hipertensión arterial (superior a 140/90 mmHg en dos ocasiones, con un intervalo de al menos 4 horas) y la presencia de proteínas en la orina (proteinuria) después de 20 semanas de gestación en una mujer que antes era normotensa.
- **Causas**: Aunque no se ha identificado claramente la causa exacta, se cree que está relacionada con problemas en los vasos sanguíneos de la placenta.
- **Síntomas**: Además de la hipertensión y la proteinuria, los síntomas pueden incluir dolores de cabeza, alteraciones visuales, dolor en la parte superior del abdomen, aumento repentino de peso y edema (hinchazón).
- **Riesgos**: Si no se trata, la preeclampsia puede evolucionar a eclampsia o síndrome HELLP, que son formas más graves de la enfermedad. También puede provocar un retraso del crecimiento fetal y otras complicaciones para el bebé.
- **Tratamiento**: La principal solución para tratar la preeclampsia es el parto. Si el embarazo está avanzado, puede considerarse la posibilidad de inducir el parto. Si el embarazo está menos avanzado, puede prescribirse una estrecha vigilancia y medicación antihipertensiva.

Eclampsia :

- **Definición**: La eclampsia es la evolución de la preeclampsia, caracterizada por la aparición de convulsiones o coma en mujeres embarazadas o poco después del parto.
- **Síntomas**: Además de convulsiones, el paciente puede experimentar fuertes dolores de cabeza, agitación, visión borrosa e intenso dolor de estómago.
- **Tratamiento** : La eclampsia es una urgencia médica. Las convulsiones se tratan con fármacos anticonvulsivos, normalmente sulfato de magnesio. A menudo es necesario el parto una vez estabilizada la madre.

Prevención y seguimiento: Una estrecha vigilancia de la tensión arterial y un análisis de orina durante el embarazo pueden ayudar a detectar la preeclampsia a tiempo. En algunos casos, puede recetarse una dosis baja de aspirina para prevenir la preeclampsia, pero siempre bajo supervisión médica.

Es fundamental que las mujeres embarazadas conozcan los síntomas de la preeclampsia y reciban atención médica periódica durante todo el embarazo. La detección y el tratamiento precoces son esenciales para garantizar la seguridad tanto de la madre como del niño.

Hemorragia posparto

La hemorragia posparto (HPP) es una complicación grave del parto, definida como una pérdida excesiva de sangre tras el alumbramiento. Es una de las principales causas de mortalidad materna en todo el mundo, sobre todo en los países con pocos recursos.

Definición y clasificación :

La hemorragia posparto se define generalmente como una pérdida de sangre de 500 ml o más en las 24 horas siguientes a un parto vaginal y de 1.000 ml o más tras una cesárea. Puede clasificarse en dos categorías principales:

- **HPP precoz (o primaria)**: Ocurrida en las 24 horas siguientes al parto.
- **HPP tardía (o secundaria)**: Ocurrida entre 24 horas y 12 semanas después del parto.

Causas de la HPP :

- **Atonía uterina**: Es la causa más frecuente de HPP precoz. El útero no se contrae correctamente tras el parto, lo que provoca una hemorragia abundante.
- **Traumatismos obstétricos**: episiotomías, desgarros vaginales o cervicales, o rotura uterina.
- **Retención de fragmentos de placenta**: Pueden quedar trozos de placenta o de membranas en el útero después del parto.
- **Trastornos de la coagulación**: Poco frecuentes, pero pueden ser causa de hemorragias.

Prevención y tratamiento de la HPP precoz :

- **Gestión activa del parto**: Administración de un uterotónico, como la oxitocina, justo después de que nazca el bebé, seguido de masaje uterino y una cuidadosa supervisión del alumbramiento de la placenta.
- **Control**: Controles regulares del tamaño y la consistencia del útero y de la cantidad de hemorragia.
- **Tratamiento**: Si se sospecha una HPP, debe identificarse y tratarse la causa. Esto puede incluir medicación uterotónica adicional, extracción manual de los fragmentos de placenta, sutura de los desgarros o, en casos raros, intervención quirúrgica.

Manejo de la HPP tardía :

- **Investigaciones**: Ecografía para detectar fragmentos de placenta u otras anomalías.

- **Tratamiento**: Expulsión de los fragmentos retenidos, medicación para reducir la hemorragia o, en algunos casos, legrado para eliminar los fragmentos retenidos.

El tratamiento rápido y adecuado de la hemorragia posparto es esencial para salvar la vida de la madre. Una formación adecuada de los profesionales sanitarios, una buena preparación, la disponibilidad de medicamentos y equipos esenciales, y una cuidadosa vigilancia durante y después del parto son cruciales para prevenir y tratar eficazmente la HPP.

Embarazos ectópicos y abortos

El embarazo ectópico y el aborto espontáneo son dos complicaciones del embarazo que pueden tener graves consecuencias para la salud reproductiva de la mujer. Requieren un tratamiento médico rápido y adecuado.

Embarazos ectópicos (PE) :

Un embarazo ectópico es una afección en la que el embrión se implanta fuera de la cavidad uterina, normalmente en una trompa de Falopio. Se trata de una urgencia médica que requiere atención inmediata.
- **Síntomas comunes**: Dolor abdominal agudo, hemorragia vaginal, amenorrea (ausencia de regla).
- **Factores de riesgo**: Antecedentes de PE, infecciones pélvicas, cirugía tubárica, tabaquismo, uso de dispositivos intrauterinos (DIU), FIV.
- **Diagnóstico**: Ecografía, análisis de hCG (hormona gonadotropina coriónica).
- **Tratamiento**: El tratamiento depende de la localización, el tamaño y la progresión del PE. Puede implicar la administración de metotrexato para

255

interrumpir el embarazo, o cirugía, normalmente por laparoscopia.

Abortos :

Un aborto espontáneo es la pérdida de un embarazo antes de las 20 semanas de gestación. La mayoría de los abortos espontáneos se producen en el primer trimestre del embarazo.

- **Síntomas comunes**: Hemorragia vaginal, dolor o calambres abdominales, reducción de los síntomas del embarazo.
- **Factores de riesgo**: edad materna avanzada, tabaquismo, consumo excesivo de alcohol, infecciones, enfermedades crónicas, anomalías cromosómicas.
- **Diagnóstico**: Ecografía, prueba de hCG, examen pélvico.
- **Tratamiento**: Si el aborto está en curso, el tratamiento tiene por objeto evitar complicaciones. Puede incluir aspiración manual, legrado o medicación para completar el aborto espontáneo. Es necesario un seguimiento médico para asegurarse de que se ha expulsado todo el tejido embrionario.

Impacto emocional :

Es esencial reconocer el impacto emocional de estas complicaciones. Muchas mujeres experimentan sentimientos de pérdida, tristeza, culpa o ira tras un PE o un aborto espontáneo. El apoyo psicológico, ya sea profesional o familiar, es crucial para ayudar a estas mujeres a superar estos momentos difíciles.

El embarazo ectópico y el aborto espontáneo son complicaciones graves del embarazo que requieren una atención médica rápida. Además de la atención médica, el apoyo emocional es esencial para ayudar a las mujeres a superar la pérdida y plantearse futuros embarazos.

Capítulo 30

ÉTICA
Y DERECHOS
DE LOS
PACIENTES

Consentimiento informado

El consentimiento informado es un principio fundamental de la práctica médica y clínica. Refleja el respeto por los derechos, la dignidad y la autonomía de las personas en el proceso de toma de decisiones relativas a su salud.

Definición:
El consentimiento informado es el acuerdo voluntario y explícito de un paciente para someterse a una intervención médica tras haber sido informado de forma completa y comprensible de los riesgos, beneficios, alternativas e implicaciones de dicha intervención.

Componentes del consentimiento informado :
- **Información**: El profesional sanitario debe proporcionar al paciente toda la información pertinente sobre el procedimiento propuesto: naturaleza y finalidad del procedimiento, riesgos y beneficios, posibles alternativas, posibles consecuencias si el paciente se niega, etc.
- **Comprensión**: Es esencial que los pacientes comprendan la información que se les da. Esto puede implicar adaptar el lenguaje a su nivel de comprensión, reformularlo o proporcionar ayudas visuales.
- **Voluntariedad**: El consentimiento debe darse libremente, sin coacciones ni presiones. Los pacientes deben tener derecho a hacer preguntas, pedir aclaraciones y tomarse su tiempo para tomar una decisión.
- **Capacidad de decisión**: El paciente debe tener la capacidad mental y legal para dar su consentimiento. En los casos en que la capacidad es reducida o inexistente (niños, personas con ciertas discapacidades mentales), pueden intervenir tutores o representantes legales.

Importancia :

- **Respeto de los derechos de los pacientes**: Todo paciente tiene derecho a decidir lo que ocurre con su cuerpo y su salud. El consentimiento informado garantiza este derecho.
- **Reducción de las disputas médicas**: una comunicación abierta y transparente con los pacientes puede reducir el riesgo de malentendidos y disputas.
- **Atención optimizada**: Un paciente bien informado tiene más probabilidades de cooperar con el profesional sanitario y seguir las recomendaciones médicas.

Desafíos :

- **Barreras lingüísticas y culturales**: Puede resultar difícil asegurarse de que el paciente ha comprendido la información si no habla el mismo idioma que el profesional sanitario o procede de una cultura diferente.
- **Complejidad de la información**: Algunos tratamientos o intervenciones son complejos y puede resultar difícil explicarlos de forma sencilla y comprensible.

Conclusión:

El consentimiento informado es un elemento esencial de la práctica médica ética que respeta los derechos de los pacientes. Requiere una comunicación abierta, honesta y adaptada a las necesidades específicas de cada paciente.

Autonomía y toma de decisiones

La autonomía y la toma de decisiones son principios fundamentales de la atención médica y clínica, que sitúan al paciente en el centro de su propia atención. Estos principios respetan la dignidad, la libertad y los derechos individuales de cada persona.

Autonomía :

La autonomía es la capacidad de una persona para tomar decisiones y actuar de acuerdo con sus propios valores, creencias y preferencias. En el contexto médico, la autonomía reconoce que cada individuo es el principal responsable de tomar decisiones sobre las intervenciones y tratamientos que está dispuesto a recibir.

Toma de decisiones :

La toma de decisiones en la atención sanitaria implica a menudo sopesar los beneficios frente a los riesgos, y requiere una información completa y comprensible. Esto incluye discutir las opciones de tratamiento, las implicaciones de cada elección y comprender los deseos del paciente.

Interconexión :

La autonomía del paciente está estrechamente vinculada a la toma de decisiones. Cuando los pacientes están informados, pueden tomar decisiones fundamentadas sobre su atención, reforzando así su autonomía.

Cuestiones y retos :

- **Respeto de la autonomía**: En determinadas situaciones, el personal médico puede considerar que una determinada opción es la mejor para el paciente, pero éste puede elegir un camino diferente. Respetar la autonomía significa honrar esta elección, incluso si los profesionales sanitarios no están de acuerdo.
- **Barreras a la información**: Para que la autonomía se ejerza de manera informada, es esencial que el paciente reciba y comprenda toda la información pertinente. Barreras como el idioma, la cultura o la capacidad cognitiva pueden dificultarlo.
- **Capacidad para tomar decisiones**: No todos los pacientes tienen capacidad para tomar decisiones, ya sea por problemas cognitivos, enfermedades mentales u otros motivos. En estos casos, el reto es cómo garantizar la autonomía de los pacientes al tiempo que se asegura su bienestar.

Importancia :

- **Ética médica**: Respetar la autonomía del paciente y facilitar la toma de decisiones informadas son elementos clave de la ética médica.
- **Compromiso del paciente**: Los pacientes activos e implicados en su propia atención médica suelen obtener mejores resultados, ya que comprenden y se adhieren mejor a los tratamientos.
- **Confianza**: La autonomía y la toma de decisiones refuerzan la confianza entre el paciente y el profesional sanitario.

La autonomía y la toma de decisiones son elementos esenciales de una atención médica respetuosa y centrada en el paciente. Estos principios requieren una comunicación abierta, honesta y adecuada, así como una reflexión continua sobre la ética y las mejores prácticas para servir mejor a cada paciente.

Gestión de dilemas éticos complejos

La gestión de dilemas éticos complejos es una parte intrínseca de la práctica médica. Estos dilemas surgen cuando los profesionales sanitarios se enfrentan a situaciones en las que entran en conflicto valores, principios o deberes opuestos. He aquí una reflexión fluida sobre este tema.

En el mundo clínico, cada decisión se toma en el contexto de un mosaico de factores: los deseos y valores del paciente, las recomendaciones médicas, los recursos disponibles, las obligaciones legales y, por supuesto, el marco ético. A menudo, estos elementos se alinean armoniosamente, guiando al profesional hacia una decisión obvia. Sin embargo, hay ocasiones en las que estos elementos chocan, creando dilemas éticos muy arraigados.

Imagine a una mujer embarazada con una enfermedad grave que requiere un tratamiento que podría dañar a su feto. O considere el caso de un paciente terminal que solicita asistencia activa para morir en un país donde la eutanasia no está legalmente aprobada. En estas situaciones, los profesionales sanitarios se encuentran en una encrucijada, divididos entre diferentes direcciones.

El primer paso para navegar por estas aguas turbulentas es reconocer y articular claramente el dilema. Es crucial identificar los diferentes valores y obligaciones en juego, ya sean personales, profesionales, legales o morales. Una vez identificadas, estas preocupaciones pueden priorizarse, sopesarse y equilibrarse entre sí.

La comunicación abierta con todos los implicados es esencial. Esto significa escuchar activa y respetuosamente las perspectivas del paciente, la familia y el equipo médico. Estas conversaciones pueden revelar compromisos, soluciones alternativas o aclaraciones que pueden orientar la decisión.

Sin embargo, la comunicación por sí sola no siempre resolverá estos dilemas. A menudo resulta útil consultar a los comités de ética o a expertos en la materia. Estos recursos pueden proporcionar orientación, perspectivas o marcos para abordar el problema.
Pero quizá lo más importante sea reconocer el impacto emocional que estos dilemas pueden tener en los propios cuidadores. Pueden surgir sentimientos de culpa, duda o remordimiento, incluso después de haber tomado una decisión éticamente justificable. Encontrar apoyo, ya sea a través de colegas, mentores o profesionales de la salud mental, es crucial para superar personalmente estos retos.

En última instancia, cuando nos enfrentamos a un dilema ético complejo, puede que no haya una respuesta "correcta" clara. Pero con reflexión, comunicación y apoyo, los profesionales sanitarios pueden esforzarse por tomar las decisiones más equilibradas, informadas y éticas posibles.

Capítulo 31

IMPLICACIÓN DE LOS PADRES/PAREJAS

El papel de la pareja durante el embarazo

El papel de la pareja durante el embarazo es a la vez complejo y esencial. En muchas culturas, la pareja desempeña un papel decisivo a la hora de proporcionar apoyo emocional, físico y logístico a la mujer embarazada. Durante este periodo, la relación entre los miembros de la pareja puede fortalecerse, evolucionar y enfrentarse a nuevos retos. He aquí una exploración fluida de esta dinámica.

El embarazo suele asociarse a una serie de trastornos, no sólo para la mujer que lleva el niño, sino también para su pareja. Es una época de expectación y emoción, pero también de muchas incertidumbres. La pareja puede sentirse a la vez asombrada por la capacidad de la mujer para gestar y ansiosa por las inminentes responsabilidades de la paternidad.

Desde el principio, la pareja puede asumir el papel de apoyo emocional. Los cambios hormonales asociados al embarazo pueden provocar cambios de humor y una intensificación de los sentimientos. La escucha activa, la paciencia y la comprensión son esenciales para ayudar a la embarazada a navegar por estas aguas emocionales.

A nivel físico, la pareja puede ayudar familiarizándose con las necesidades nutricionales y sanitarias de la embarazada. Participar en clases prenatales, acompañar a la mujer a las citas médicas e informarse sobre el proceso del parto puede reforzar el vínculo entre los miembros de la pareja al tiempo que ésta se siente más implicada.
La preparación para la llegada del bebé también es un área en la que la pareja puede desempeñar un papel activo. Esto puede incluir la preparación de la habitación del bebé, la compra de suministros esenciales y la discusión de cuestiones logísticas como la elección del nombre, las

decisiones sobre el parto y los planes para el permiso parental.

Sin embargo, también es esencial reconocer las propias necesidades emocionales de la pareja. Aunque naturalmente se presta mucha atención a la mujer embarazada, la pareja también puede sentir estrés, ansiedad o incertidumbre sobre su inminente papel como padre. Encontrar recursos o grupos de apoyo específicos para la pareja puede ser beneficioso.

En última instancia, el papel de la pareja durante el embarazo es tan variado como los propios individuos. Cada pareja es única, y lo que funciona para una puede no funcionar para la otra. Sin embargo, la comunicación abierta, el apoyo mutuo y una preparación consciente pueden ayudar a sentar las bases de una experiencia enriquecedora del embarazo y de una sólida asociación a medida que se aventuran juntos en el viaje hacia la paternidad.

Apoyo durante el parto

El parto es un acontecimiento importante en la vida de una mujer y su pareja, y el apoyo durante este periodo es crucial. Una presencia reconfortante y una asistencia proactiva pueden marcar la diferencia en la experiencia de una madre. Abordémoslo con una prosa fluida e integrada.

Cuando se acerca el momento tan esperado del parto, el tumulto de emociones puede desbordar la sala de partos. Las contracciones, el dolor y las incertidumbres entrelazadas con la anticipación y la excitación esculpen un complejo lienzo. En este espacio, cada gesto, cada palabra y cada mirada tienen el poder de consolar, tranquilizar o animar.

El papel de la persona de apoyo -a menudo la pareja, pero también puede ser una amiga, una madre, una doula u otra persona elegida- es, en primer lugar, comprender los deseos y necesidades de la futura madre. Algunas encontrarán consuelo en un apretón de manos, otras en palabras amables, mientras que otras preferirán el silencio y la concentración.

Las técnicas de respiración suelen ser útiles, y el compañero puede ayudar recordándoselas a la futura madre, respirando con ella o animándola a encontrar un ritmo que le convenga. Masajear la espalda, humedecer los labios, enjugar la frente: estos pequeños gestos pueden ofrecer un enorme alivio.

Actuar como intermediario con el personal médico también puede ser una parte importante de la función de apoyo. Esto puede implicar hacer preguntas, expresar los deseos de la pareja o simplemente proporcionar una presencia tranquilizadora durante las interacciones con los profesionales sanitarios.

Saber cuándo dar un paso atrás es igual de crucial. Los profesionales sanitarios están ahí para garantizar la seguridad tanto de la madre como del bebé, y puede haber momentos en los que necesiten intervenir con rapidez y eficacia.

Tras el nacimiento, el apoyo no cesa. Existe la admiración y la alegría compartidas por este nuevo pequeño ser. Los primeros momentos de intimidad entre la madre, el bebé y la pareja no tienen precio. Ofrecer agua a la madre, felicitarla o simplemente abrazarla con ternura contribuyen a este momento mágico.

El parto es un momento delicado de dolor, alegría, miedo y asombro. La persona de apoyo es el compañero silencioso pero indispensable que guía, tranquiliza y acompaña en cada etapa, creando una experiencia más rica y profunda para todos los implicados.

Asociarse para los retos del posparto

El periodo posparto, a menudo denominado "cuarto trimestre" del embarazo, es una época de profundos cambios para la nueva madre. Pero el compañero también atraviesa su propia transición, oscilando entre el papel de apoyo y el de copadre activo. Pongámonos los zapatos de nuestro compañero para dar un paseo por el laberinto del periodo posparto, con una prosa fluida y conectada.

Suena el llanto del recién nacido, que marca el final del parto y el comienzo de un nuevo capítulo para la familia. El primer aliento del bebé es también el primer paso de la pareja en el vasto mundo del posparto. Los primeros días suelen estar envueltos en una bruma de asombro y agotamiento, una mezcla de pura alegría y noches sin dormir.

Mientras la madre se recupera físicamente del parto, la pareja puede sentirse indefensa y abrumada. Esto puede implicar aprender a cambiar un pañal, gestionar las visitas de los familiares, ayudar con la lactancia o el biberón, o simplemente sostener la mano de la madre cuando esté abrumada por las hormonas y las emociones.

La tristeza posparto puede afectar tanto a las madres como a sus parejas. Reconocer los signos de una posible depresión posparto en ambos es vital. La comunicación abierta es la clave para navegar por estas aguas a veces turbulentas. Es importante que la pareja busque apoyo, ya sea a través de amigos, grupos de apoyo para padres primerizos o profesionales.

La intimidad de la pareja también puede cambiar. La pareja puede sentir tanto un amor renovado al ver la fuerza y la resistencia de la madre, como una cierta distancia cuando la atención se centra en el bebé. Ser consciente de estas dinámicas y hablar de ellas puede ayudar a mantener la conexión.

Equilibrar el trabajo y la familia puede plantear nuevos retos. La pareja puede sentirse presionada para mantener a la familia al tiempo que desea estar presente en casa. Se trata de encontrar un equilibrio, reajustar las expectativas y sacar tiempo para uno mismo.

Por último, el periodo posparto es también de redescubrimiento. La pareja redescubre a la madre, no sólo como compañera, sino también como coparental. También se redescubre a sí mismo, sus puntos fuertes, sus miedos, sus esperanzas y sus sueños para esta nueva familia.

Atravesar el posparto como pareja significa aceptar que el camino será tortuoso, lleno de momentos de duda pero también de estallidos de pura felicidad. Significa abrazar el papel de pilar, recordando al mismo tiempo que usted también puede necesitar apoyo. En resumen, es un baile de amor, paciencia y perseverancia.

Capítulo 32

LACTANCIA Y AMAMANTAMIENTO

Beneficios y retos de la lactancia materna

La lactancia materna, aunque natural, es una experiencia rica en emociones, descubrimientos y desafíos para muchas madres. Abordemos este viaje con una prosa fluida, equilibrando los inestimables beneficios con los retos que pueden surgir en el camino.

La lactancia materna es, ante todo, una delicada danza entre madre e hijo. En el corazón de esta interacción se encuentra un acto ancestral, tan antiguo como la propia humanidad. Los primeros momentos, cuando el recién nacido se acurruca al pecho de la madre, están teñidos de una magia indescriptible. Allí, en esa burbuja de intimidad, el bebé no sólo obtiene un rico alimento perfectamente adaptado a sus necesidades, sino también un sentimiento de seguridad y amor.

La lactancia materna tiene muchos beneficios. Desde el punto de vista nutricional, la leche materna es un cóctel dinámico de antioxidantes, enzimas y anticuerpos que refuerzan el sistema inmunitario del bebé y le protegen contra muchas enfermedades infantiles. También favorece un crecimiento sano, adaptado a las necesidades evolutivas del bebé. Para la madre, la lactancia puede ayudarla a recuperar más rápidamente su peso anterior al embarazo, favorecer la contracción del útero tras el parto y reforzar el vínculo afectivo con el bebé.

Pero como cualquier aventura, la lactancia conlleva su parte de desafíos. Para algunas madres, la lactancia puede ser dolorosa, con problemas como grietas o congestión. Los primeros días pueden estar marcados por las dudas sobre la cantidad de leche producida o la capacidad del bebé para mamar correctamente. El cansancio, la vuelta al trabajo o simplemente la necesidad de un poco de independencia también pueden dificultar la lactancia.

Además, la presión social puede pesar mucho sobre los hombros de las madres, amamanten o no. Algunas pueden sentirse juzgadas o incomprendidas por su elección, mientras que otras pueden sentirse aisladas o abrumadas por las constantes demandas de su bebé.

La lactancia materna es una experiencia profundamente personal. Cada madre, equipada con sus instintos, su amor y los recursos de que dispone, forja su propio camino. Ya esté sembrado de rosas o de espinas, este camino de la lactancia es un paso precioso en el viaje de la maternidad, donde cada gota de leche, cada sonrisa soñolienta y cada momento de profunda conexión con su hijo son tesoros que no tienen precio.

El papel de la enfermera en el apoyo a la lactancia materna

Las enfermeras desempeñan un papel clave en el apoyo a la lactancia materna, actuando como puente entre la madre, el bebé y el mundo médico. Su papel es educativo, práctico y emocional.

Educativa: Incluso antes del parto, la enfermera puede informar a la futura madre sobre los beneficios de la lactancia para ella y su bebé. Le explica la composición única de la leche materna, su papel en el fortalecimiento del sistema inmunitario del bebé y los beneficios emocionales y físicos para la madre. Tras el parto, la enfermera enseña a la madre cómo colocar correctamente al bebé, cómo reconocer los signos de hambre y cómo asegurarse de que succiona eficazmente.

Práctica: Desde las primeras horas tras el parto, la enfermera está ahí para ayudar a la madre a iniciar la lactancia. Intervendrán si hay alguna dificultad, como dolor, grietas o congestión. También pueden enseñar a la madre técnicas para estimular la lactancia si es necesario.

Emocional: La lactancia es una experiencia emocional intensa para muchas mujeres. La enfermera ofrece apoyo psicológico, tranquiliza a la madre, la anima y la felicita por sus esfuerzos. Cuando surgen problemas, la enfermera suele ser el primer punto de contacto para una madre preocupada o desanimada. Su capacidad para escuchar, tranquilizar y guiar puede marcar la diferencia en el camino de una mujer hacia la lactancia materna.

La enfermera también colabora estrechamente con otros profesionales sanitarios, como médicos, matronas y asesores de lactancia, para garantizar que la madre recibe la mejor atención posible.

Por último, es importante señalar que cada madre es única y que debe respetarse su elección con respecto a la lactancia. Si una madre decide no dar el pecho, o combinar la lactancia materna y el biberón, la enfermera también la apoyará a la hora de tomar estas decisiones, asegurándose siempre de que se proporciona una información equilibrada y de que la madre recibe apoyo en sus decisiones.

La enfermera es un pilar de la experiencia de la lactancia, ya que contribuye con su presencia atenta, sus conocimientos y su experiencia al éxito de este momento tan especial de la maternidad.

Gestión de las complicaciones vinculada a la lactancia materna

La lactancia materna, aunque natural, no siempre es fácil. Las madres pueden encontrarse con diversas complicaciones durante su viaje de lactancia. La gestión de estas complicaciones requiere una combinación de habilidades técnicas, conocimientos y empatía. He aquí un resumen de las complicaciones habituales de la lactancia materna y cómo pueden tratarse.

1. Congestión mamaria: **Es** una sensación dolorosa de pesadez en los pechos, generalmente causada por una acumulación de leche. Para controlarla:
- Fomente las tomas frecuentes.
- Utilice compresas calientes antes de dar el pecho para ayudar a que fluya la leche y compresas frías después para reducir la inflamación.
- Masajee suavemente los pechos durante la lactancia para ayudar a que fluya la leche.

2. Grietas: Pueden aparecer grietas o abrasiones en los pezones.
- Asegúrese de que el bebé tiene la boca bien sujeta.
- Aplique leche materna o crema de lanolina en los pezones después de cada toma.
- Evite los jabones secantes y cambie los discos absorbentes con regularidad.

3. Conductos lácteos obstruidos: Se produce cuando se forman pequeños nódulos dolorosos en la mama.
- Siga amamantando o extráigase leche para ayudar a desalojar la obstrucción.
- Aplique una compresa caliente y masajee la zona afectada.
- Varíe las posiciones de amamantamiento para drenar todas las partes del pecho.

4. Mastitis: Infección del tejido mamario que puede causar dolor, enrojecimiento, calor y a veces fiebre.
- Seguir amamantando o extrayéndose leche ayuda a que el pecho se vacíe y cicatrice más rápidamente.
- Tome los analgésicos recomendados y consulte a un médico, ya que puede ser necesario tomar antibióticos.

5. Reflujo de leche: Un flujo de leche demasiado rápido puede provocar que el bebé tosa durante la lactancia.

- Pruebe posiciones de amamantamiento en las que la cabeza del bebé esté más alta que el pezón.
- Extraiga un poco de leche antes de dar el pecho para reducir el flujo inicial.

6. Caída de la producción de leche: Varios factores pueden influir en la producción de leche.

- Aumente la frecuencia de las tomas.
- Asegúrese de comer bien, beber suficiente agua y descansar.
- Consulte a un profesional sanitario o a un asesor de lactancia para obtener asesoramiento y apoyo individualizados.

7. Dolor durante la lactancia: El dolor puede deberse a un mal agarre, a una infección como la candidiasis o a otros motivos.

- Compruebe la posición del bebé y la sujeción de la boca.
- Mantenga una higiene rigurosa de los senos.
- Consulte a un especialista si el dolor persiste.

Ante estas complicaciones, el papel de los profesionales sanitarios es crucial. Deben proporcionar información precisa, tranquilizar a la madre, escuchar sus preocupaciones y ofrecer soluciones prácticas. Un enfoque empático, paciente y positivo es esencial para apoyar a la madre y animarla a continuar con la lactancia si así lo desea.

Capítulo 33

ENDOCRINOLOGÍA REPRODUCTIVA

Desequilibrios hormonales

Los desequilibrios hormonales se producen cuando el organismo tiene demasiada o muy poca cantidad de una hormona concreta. Las hormonas son mensajeros químicos que desempeñan un papel vital en muchos aspectos de la salud, como la regulación del crecimiento, el metabolismo, la reproducción y el estado de ánimo. Incluso ligeras alteraciones hormonales pueden tener efectos significativos en el organismo.

Causas de los desequilibrios hormonales:

- **Problemas de tiroides:** El tiroides, una pequeña glándula situada en la base del cuello, produce hormonas que regulan el metabolismo. Los trastornos tiroideos comunes incluyen el hipotiroidismo (tiroides hipoactiva) y el hipertiroidismo (tiroides hiperactiva).
- **Diabetes: Es** el resultado de una producción insuficiente de insulina por parte del páncreas o de una respuesta inadecuada del organismo a esta hormona.
- **Problemas suprarrenales:** Las glándulas suprarrenales producen varias hormonas, entre ellas el cortisol. El síndrome de Cushing y la enfermedad de Addison son dos trastornos de las glándulas suprarrenales.
- **Desequilibrios ováricos:** Afecciones como el síndrome de ovario poliquístico (SOP) pueden provocar un desequilibrio de las hormonas ováricas.
- **Embarazo y lactancia: Los** cambios hormonales durante el embarazo son normales, pero a veces pueden provocar problemas como la diabetes gestacional.
- **Menopausia:** La reducción de la producción de estrógenos y progesterona durante la menopausia puede provocar una serie de síntomas.

- **Medicación y tratamiento:** Ciertos medicamentos, como los corticosteroides y las píldoras anticonceptivas, pueden afectar a los niveles hormonales.
- **Estrés: El** estrés crónico puede afectar a los niveles de cortisol, una hormona producida por las glándulas suprarrenales.

Síntomas comunes de los desequilibrios hormonales:
- Aumento o pérdida de peso inexplicable
- Fatiga persistente
- Cambios en la sensibilidad al calor o al frío
- Problemas cutáneos (acné, piel seca)
- Cambios en la frecuencia o consistencia de la menstruación
- Infertilidad
- Hinchazón o sensibilidad de los senos
- Caída del cabello o aparición de vello facial
- Sudores nocturnos
- Irritabilidad o depresión
- Trastornos del sueño

Tratamiento de los desequilibrios hormonales:

El tratamiento dependerá de la causa subyacente. Puede incluir cambios en el estilo de vida (como una dieta mejor, más ejercicio y control del estrés), medicación hormonal, cirugía u otras intervenciones médicas.

Es esencial consultar a un profesional sanitario si sospecha que existe un desequilibrio hormonal. Un diagnóstico preciso es crucial para un tratamiento eficaz. Los análisis de sangre y otros exámenes pueden ayudar a determinar la causa del desequilibrio y orientar el tratamiento adecuado.

Síndromes como el SOP
(Síndrome de ovarios poliquísticos)

El síndrome de ovario poliquístico (SOP) es uno de los trastornos endocrinos más comunes en las mujeres en edad fértil. Se caracteriza por una serie de anomalías hormonales y metabólicas que pueden afectar a distintos aspectos de la salud de la mujer.

Principales características del SOP:
- **Anovulación:** Ausencia o irregularidad de los ciclos menstruales a menudo como resultado de una ovulación infrecuente o ausente.
- **Hiperandrogenismo:** Producción excesiva de andrógenos (hormonas masculinas) por los ovarios, que puede provocar síntomas como acné, hirsutismo (crecimiento excesivo de vello) y caída del cabello.
- **Aspecto poliquístico de los ovarios:** Visible en la ecografía, se trata de la presencia de numerosos quistes pequeños en la periferia de los ovarios.

Síntomas comunes del SOP:
- Ciclos menstruales irregulares o ausentes
- Infertilidad
- Signos de hiperandrogenismo como acné, hirsutismo y adelgazamiento del cabello
- Aumento de peso, especialmente alrededor del estómago
- Zonas engrosadas u oscuras de la piel, normalmente en los pliegues del cuerpo
- Fatiga

Orígenes y factores de riesgo:
La causa exacta del SOP sigue siendo desconocida, pero varios factores parecen desempeñar un papel:
- **Resistencia a la insulina: La** mayoría de las mujeres con SOP presentan resistencia a la insulina, lo que puede aumentar el riesgo de diabetes de tipo 2.

- **Desequilibrio hormonal: La** producción excesiva de insulina puede hacer que los ovarios produzcan más andrógenos.
- **Factores genéticos:** El SOP parece tener un componente hereditario.

Diagnóstico:

El diagnóstico del SOP se basa en los síntomas, las pruebas hormonales y la ecografía pélvica. No existe una prueba única para el SOP; el diagnóstico suele basarse en una combinación de signos clínicos y resultados de laboratorio.

Tratamiento:

El tratamiento del SOP tiene como objetivo controlar los síntomas y prevenir las complicaciones. Los enfoques habituales incluyen:

- **Cambios en el estilo de vida:** Una dieta equilibrada y ejercicio pueden ayudar a controlar el peso y mejorar la resistencia a la insulina.
- **Medicación:** A menudo se recetan anticonceptivos orales para regular la menstruación y reducir los síntomas del hiperandrogenismo. Otros fármacos, como la metformina, pueden utilizarse para tratar la resistencia a la insulina.
- **Tratamientos de fertilidad:** A las mujeres que desean concebir y experimentan dificultades debido al SOP, pueden ofrecérseles fármacos inductores de la ovulación u otros tratamientos de fertilidad.
- **Intervención quirúrgica:** En determinados casos, puede plantearse la cirugía ovárica, conocida como perforación ovárica.

El tratamiento del SOP requiere un enfoque multidisciplinar en el que a menudo participan ginecólogos, endocrinólogos, dermatólogos y otros especialistas en función de los síntomas que presente la paciente. Es crucial colaborar estrechamente con los profesionales sanitarios para controlar los síntomas y prevenir las complicaciones a largo plazo asociadas al SOP.

Tratamientos hormonales y sus implicaciones

Los tratamientos hormonales desempeñan un papel crucial en el tratamiento de diversas afecciones médicas, sobre todo las relacionadas con la salud reproductiva y ginecológica. He aquí un resumen de algunos tratamientos hormonales comunes y sus implicaciones:

- Anticonceptivos hormonales:
    - **Píldoras anticonceptivas:** Contienen estrógenos y progestágenos que impiden la ovulación y modifican el revestimiento del útero.
    - **Implicaciones:** Pueden regular los ciclos menstruales, reducir el flujo menstrual y aliviar los calambres. Sin embargo, también pueden tener efectos secundarios como hemorragias entre ciclos, cambios de humor y aumento de peso.
- Terapia hormonal sustitutiva (THS):
    - Se utiliza para tratar los síntomas de la menopausia.
    - **Implicaciones:** Puede reducir los sofocos, la sequedad vaginal y prevenir la osteoporosis. Sin embargo, también puede aumentar el riesgo de ciertos cánceres, derrames cerebrales y coágulos sanguíneos.
- Tratamientos hormonales para el cáncer:
    - Por ejemplo, el tamoxifeno para el cáncer de mama.
    - **Implicaciones:** Estos tratamientos pueden ser eficaces para reducir el crecimiento del

tumor o prevenir su reaparición, pero también pueden tener efectos secundarios como sofocos, hemorragias vaginales y dolores articulares.

- Tratamientos para la infertilidad:
  - Como el clomifeno, que estimula la ovulación.
  - **Implicaciones:** Aumenta las posibilidades de embarazo, pero también puede provocar embarazos múltiples o hiperestimulación ovárica.
- Tratamientos para el síndrome de ovario poliquístico (SOP):
  - Metformina o anticonceptivos orales.
  - **Implicaciones:** Puede regular los ciclos menstruales y reducir los síntomas del hiperandrogenismo. Sin embargo, pueden producirse efectos secundarios como problemas gastrointestinales (con la metformina).
- Tratamientos para la endometriosis:
  - Como los agonistas de la GnRH.
  - **Implicaciones:** Pueden reducir el dolor y la progresión de la enfermedad, pero también pueden provocar síntomas menopáusicos.
- Andrógenos:
  - Para trastornos como la deficiencia de testosterona.
  - **Implicaciones:** Mejora la libido, el estado de ánimo y la densidad ósea, pero puede aumentar el riesgo de enfermedades cardiacas o cáncer de próstata.

Cada tratamiento hormonal tiene sus propios beneficios y riesgos. Es esencial que las pacientes discutan con su médico los beneficios potenciales frente a los riesgos asociados. Es necesario realizar controles y revisiones periódicas para garantizar que el tratamiento sigue siendo seguro y eficaz.

Capítulo 34

REHABILITACIÓN PERINEAL

Importancia del perineo

El perineo, también conocido como suelo pélvico, es una estructura crucial en el cuerpo humano, sobre todo para las mujeres. Se trata de una placa músculo-aponeurótica situada entre el pubis y el cóccix, que forma la base de la pelvis. Desempeña muchas funciones esenciales en el cuerpo humano:

- **Soporte de los órganos pélvicos:** El perineo sostiene la vejiga, el útero, la vagina y el recto en las mujeres, y la vejiga y el recto en los hombres. Un perineo débil o dañado puede provocar un prolapso de órganos, en el que uno o más órganos descienden hacia el interior o el exterior de la vagina.
- **Función del esfínter:** Los músculos del perineo ayudan a controlar la micción y la defecación. La debilidad o los daños pueden provocar problemas como la incontinencia urinaria o fecal.
- **Función sexual:** Un perineo tonificado y sano puede aumentar la sensación durante el coito y contribuir a la satisfacción sexual.
- **El parto:** El perineo debe estirarse considerablemente durante el parto para permitir el paso del bebé por el canal del parto. Sin embargo, a veces puede desgarrarse o practicarse una incisión (episiotomía) para facilitar el parto.
- **Estabilidad del tronco:** El perineo desempeña un papel en la estabilidad de la columna vertebral y el tronco, trabajando en armonía con otros músculos profundos para mantener una postura correcta.

A menudo se pasa por alto la importancia del perineo para la salud en general. Sin embargo, un perineo debilitado o dañado puede tener un impacto significativo en la calidad de vida de una persona, causando problemas como dolor pélvico, infecciones urinarias recurrentes o incontinencia.

Por lo tanto, es esencial adoptar prácticas saludables para proteger y fortalecer esta parte del cuerpo. Esto puede incluir ejercicios específicos, como los ejercicios de Kegel, para fortalecer los músculos del perineo, así como una atención prenatal adecuada para las mujeres embarazadas con el fin de preparar el perineo para el parto y minimizar el riesgo de lesiones.

Rehabilitación tras el parto

La reeducación después del parto es un paso importante para muchas mujeres, para ayudarlas a recuperar su forma, sobre todo en lo que se refiere al perineo, pero también para controlar las secuelas del parto. Tiene varios objetivos y suele llevarse a cabo bajo la dirección de un profesional sanitario, como un fisioterapeuta especializado en rehabilitación perineal.

1. Rehabilitación del perineo :
   - Después de dar a luz, el perineo puede estar debilitado, estirado o incluso dañado. Esto puede provocar problemas como incontinencia urinaria, dolor durante el coito o prolapso.
   - La rehabilitación perineal incluye ejercicios para fortalecer estos músculos, a menudo utilizando ejercicios de Kegel o equipos de biorretroalimentación.
   - Por lo general, es aconsejable esperar unas semanas después del parto antes de iniciar la rehabilitación, de acuerdo con su ginecólogo o matrona.
2. Rehabilitación abdominal :
   - El embarazo y el parto pueden separar el recto abdominal, una afección conocida como diástasis. La rehabilitación pretende unir estos músculos y fortalecer la faja abdominal.

- Para ello se necesitan ejercicios suaves y específicos, ya que los movimientos inadecuados pueden agravar la diástasis.

3. Gimnasia postnatal :
   - Además del perineo y el abdomen, el resto del cuerpo también puede beneficiarse del fitness postnatal. Puede ayudar a tonificar los músculos, mejorar la postura y aumentar la fuerza general.
   - La gimnasia postnatal suele consistir en estiramientos, ejercicios de fortalecimiento y, a veces, cardio.

4. Apoyo emocional :
   - El parto no es sólo un acontecimiento físico, sino también emocional. Algunas mujeres pueden experimentar emociones fuertes, ansiedad o incluso síntomas de depresión posparto.
   - La rehabilitación también puede proporcionar un espacio para hablar de estos sentimientos y obtener apoyo.

5. Asesoramiento y educación :
   - Durante las sesiones, los profesionales también pueden ofrecer asesoramiento sobre otros aspectos de la vida posparto, como la lactancia, el sueño o la anticoncepción.

Es crucial tener en cuenta que cada mujer es única y que las necesidades de rehabilitación pueden variar. Algunas mujeres pueden no sentir la necesidad de una rehabilitación exhaustiva, mientras que otras pueden beneficiarse mucho de ella. Es esencial consultar a un profesional sanitario para discutir sus necesidades individuales y diseñar un plan adecuado.

Gestión de los trastornos relacionados con el perineo

El tratamiento de los trastornos relacionados con el perineo es esencial, ya que pueden tener un impacto considerable en la calidad de vida de la mujer. El perineo, a menudo denominado suelo pélvico, es un conjunto de músculos, ligamentos y tejido conjuntivo que sostiene los órganos pélvicos. Cuando el perineo está debilitado o dañado, puede dar lugar a una serie de problemas, desde la incontinencia hasta el prolapso. He aquí cómo suelen tratarse estas afecciones:

* Evaluación y diagnóstico :
    * En primer lugar, un ginecólogo, una matrona o un fisioterapeuta especializado realiza un examen clínico para evaluar la resistencia del perineo y determinar la naturaleza exacta del problema.
    * En algunos casos pueden ser necesarias pruebas más exhaustivas, como la manometría o la ecografía.
* Rehabilitación perineal :
    * La fisioterapia suele ser la primera línea de tratamiento para los problemas perineales. El fisioterapeuta puede utilizar distintas técnicas, como la biorretroalimentación, la estimulación eléctrica o ejercicios específicos, para fortalecer el perineo.
    * Los ejercicios de Kegel se prescriben con frecuencia. Consisten en contraer y relajar los músculos del perineo.
* Medios y dispositivos :
    * Para algunas afecciones, como el prolapso leve o la incontinencia, pueden utilizarse dispositivos médicos como los pesarios para sostener los órganos pélvicos.

- Puede recomendarse una protección urinaria específica en casos de incontinencia.
- Medicamentos :
    - En algunos casos, puede prescribirse medicación, sobre todo para tratar la urgencia urinaria o la incontinencia de esfuerzo.
    - Los estrógenos tópicos pueden ser útiles en mujeres posmenopáusicas con síntomas de sequedad y atrofia vaginal.
- Cirugía :
    - Si los tratamientos no quirúrgicos no son eficaces, o si la afección es grave, puede plantearse la cirugía. Puede incluir procedimientos como la reparación del prolapso, la colocación de cabestrillos suburetrales para la incontinencia u otras intervenciones específicas.
- Enfoque integral y preventivo :
    - La educación sobre cómo funciona el perineo, los factores de riesgo para debilitarlo (embarazo, parto, cirugía, estreñimiento, etc.) y cómo preservarlo es esencial.
    - Adoptar buenos hábitos, como evitar el ejercicio extenuante, tratar el estreñimiento o adoptar una postura correcta, puede prevenir o aliviar los problemas.

Es fundamental consultar a un profesional sanitario en cuanto aparezcan los síntomas para poder beneficiarse de un diagnóstico preciso y un plan de tratamiento adecuado. El tratamiento precoz de los trastornos perineales aumenta las posibilidades de una recuperación satisfactoria y ayuda a preservar la calidad de vida de los pacientes.

Capítulo 35

CONCLUSIÓN: EL FUTURO UNIDAD DE MATERNIDAD Y GINECOLOGÍA

Los retos del futuro

En términos de salud, tecnología, medio ambiente, economía y sociedad, el futuro presenta una serie de retos importantes. Abordemos algunos de estos retos con un estilo fluido y no segmentado:

Los retos que se avecinan son a la vez colosales y estimulantes, y marcan la intersección de la tecnología, la ética y la humanidad. En la era de la información digital, la ciberdelincuencia, la protección de datos y la amenaza de las "noticias falsas" están adquiriendo un papel cada vez más central. A medida que aumenta nuestra dependencia de la tecnología, nos enfrentamos a la imperiosa necesidad de asegurar nuestros sistemas al tiempo que garantizamos el acceso a la información para todos.

Pero eso no es todo. Aunque la tecnología promete revolucionar la medicina con innovaciones como la edición de genes y la telemedicina, también plantea enormes cuestiones éticas. ¿Hasta dónde podemos llegar en la modificación del ADN humano? ¿Cómo podemos garantizar que los avances médicos beneficien a todos y no creen una brecha aún mayor entre ricos y pobres?

Junto a estas cuestiones, el espectro del cambio climático se cierne como una sombra siempre presente, recordándonos que nuestro hogar, la Tierra, es frágil. Los efectos devastadores del calentamiento global, como la subida del nivel del mar, la mayor frecuencia de las catástrofes naturales y la erosión de la biodiversidad, exigen una acción rápida y concertada. Cada decisión que tomemos hoy repercutirá en las generaciones futuras.

En términos socioeconómicos, la globalización ha creado tanto oportunidades como desigualdades. La brecha entre ricos y pobres sigue aumentando en muchos países, amenazando la estabilidad y la paz. ¿Cómo podemos construir una economía que sea a la vez dinámica y equitativa?

Por último, la propia sociedad está experimentando un cambio radical. Los movimientos a favor de los derechos civiles, la igualdad de género y contra la discriminación racial o étnica están cobrando impulso. Estos movimientos están poniendo de relieve injusticias profundamente arraigadas y exigiendo un cambio sistémico. Es un momento para el cuestionamiento, la reflexión y, esperemos, la acción positiva.

Hay muchos retos, pero con ellos también vienen oportunidades. Cada reto es una oportunidad de innovar, de crecer y de crear un mundo mejor para todos. Sin duda, el futuro estará marcado por la forma en que nosotros, como sociedad, respondamos a estos retos.

La importancia del papel de la enfermera

En un estilo fluido y no segmentado, tratamos la importancia vital del papel de la enfermera en el entorno médico y más allá:

Las enfermeras son mucho más que simples asistentes sanitarias; son el pivote central en torno al cual gira el mundo de los cuidados. A menudo son el primer punto de contacto para los pacientes, proporcionándoles consuelo, un oído atento y experiencia en los momentos más vulnerables de sus vidas. Su papel no se limita a administrar medicamentos o realizar procedimientos técnicos, sino que se extiende a un profundo conocimiento de las necesidades fisiológicas, psicológicas y emocionales de las personas.

Con el paso de los años y los avances tecnológicos, la medicina ha evolucionado a la velocidad del rayo. Pero a pesar de todos los avances, la necesidad de un toque humano, una mano tranquilizadora y un oído atento ha permanecido constante. Aquí es donde destacan las enfermeras. Son los guardianes de esta humanidad, asegurándose de que cada paciente sea tratado con dignidad, respeto y compasión, sea cual sea el contexto.

La enfermera es también el enlace entre el paciente y el equipo médico. Recopilan información crucial, toman decisiones rápidas en situaciones de emergencia y se aseguran de que el plan de cuidados se adapte y se siga correctamente. Una comunicación fluida y transparente con los médicos, los especialistas y los familiares de los pacientes es vital para una atención óptima.

Además, la educación del paciente es un aspecto fundamental de su papel. Aconsejan, educan y apoyan a las personas en la gestión de sus enfermedades, la comprensión de sus tratamientos y la prevención de futuras complicaciones. Esta orientación desempeña un papel clave en el proceso de recuperación y bienestar a largo plazo.

Por último, no olvidemos la resistencia emocional que requiere la profesión enfermera. A menudo son testigos del sufrimiento, la angustia y a veces del final de la vida. A pesar de ello, siguen proporcionando cuidados, apoyo y esperanza, día tras día. Esta capacidad para afrontar situaciones delicadas sin dejar de ser empáticas y profesionales es en sí misma un acto heroico.

Las enfermeras son el corazón palpitante del sistema sanitario, ya que combinan destreza, compasión y compromiso. Su papel es absolutamente esencial, no sólo para el bienestar de los pacientes sino también para el buen funcionamiento de toda la cadena médica. En un mundo en el que la tecnología y la ciencia avanzan sin cesar, el valor inestimable de la enfermera nos recuerda que la humanidad sigue estando en el centro de todo cuidado genuino.

Visión de futuro

Navegando por las tumultuosas aguas de la incertidumbre, el futuro de la medicina y la asistencia sanitaria parece brillante, lleno de promesas y desafíos. Pero para captar plenamente esta visión de futuro, necesitamos arraigarnos en un profundo conocimiento de las necesidades actuales y emergentes, sin perder de vista los horizontes lejanos.

En primer lugar, la tecnología estará en el centro de esta evolución. Con la llegada de la telemedicina, la inteligencia artificial y los dispositivos médicos conectados, la forma en que diagnosticamos, tratamos y controlamos a los pacientes sufrirá una metamorfosis radical. Estos avances permitirán ampliar el acceso a la asistencia, reducir los costes y mejorar la calidad del tratamiento. Sin embargo, esta transformación tecnológica tendrá que ir acompañada de una ética sólida, que garantice la confidencialidad, la seguridad de los datos y el acceso equitativo a las innovaciones.

Al mismo tiempo, se favorecerá un enfoque más holístico y centrado en el paciente. Ya no se tratará sólo de tratar una enfermedad o un síntoma, sino de comprender al individuo como un todo, integrando las dimensiones mental, emocional, social y espiritual de su salud. Se hará hincapié en la prevención y el bienestar, con una mayor colaboración entre los distintos profesionales de la salud, desde médicos hasta trabajadores sociales, terapeutas y nutricionistas.

Pero para que esta visión se haga realidad, es imperativo abordar las desigualdades sanitarias. La pandemia de COVID-19 ha puesto cruelmente de manifiesto las disparidades existentes en la atención sanitaria. El futuro debe ser inclusivo, en el que cada individuo, sea cual sea su origen, estatus socioeconómico o raza, tenga derecho a una atención de calidad. Esto significa invertir en educación y sensibilización, y construir infraestructuras adecuadas en las regiones más desfavorecidas.

La educación y la formación continua de los profesionales sanitarios también serán cruciales. En un mundo en constante cambio, tendrán que actualizar constantemente sus conocimientos, adaptar sus habilidades y adoptar una mentalidad de aprendizaje permanente.

Por último, y quizá lo más importante, la humanidad seguirá siendo el pilar central de esta visión. A pesar de los avances tecnológicos, la medicina seguirá siendo un arte, en el que la empatía, la compasión y la escucha serán habilidades tan valiosas como la capacidad de interpretar una radiografía o realizar una intervención quirúrgica.
Así que miremos hacia ese futuro con esperanza y determinación, teniendo en cuenta que cada innovación, cada decisión, debe estar al servicio de la salud, el bienestar y la dignidad de cada ser humano.